Barbara Simonsohn

Die LINDE

BAUM DER HEILUNG UND HARMONIE

Kompakt-Ratgeber

Haben Sie Fragen an den Verlag?
Anregungen zum Buch?
Erfahrungen, die Sie mit anderen teilen möchten?

Besuchen Sie unsere sozialen Netzwerke:
www.mankau-verlag.de/forum

Impressum

Bibliografische Information der Deutschen Nationalbibliothek
Die Deutsche Nationalbibliothek verzeichnet diese Publikation in der Deutschen Nationalbibliografie; detaillierte bibliografische Daten sind im Internet über http://dnb.d-nb.de abrufbar.

Barbara Simonsohn
Die Linde
Baum der Heilung und Harmonie
Kompakt-Ratgeber
ISBN 978-3-86374-755-8
1. Auflage Mai 2025

Mankau Verlag GmbH
Pfarrgasse 1, D-82497 Unterammergau
kontakt@mankau-verlag.de
Im Netz: www.mankau-verlag.de
Soziale Netzwerke: www.mankau-verlag.de/forum

Lektorat: Redaktionsbüro Julia Feldbaum, Augsburg
Endkorrektorat: Susanne Langer-Joffroy M. A., Germering
Cover/Umschlag: Guter Punkt GmbH & Co. KG, München
Layout: X-Design, München
Satz und Gestaltung: lydiakuehn.de, Aix-en-Provence, Frankreich

Bildnachweis:
© **Laurin Lenk** 7; © **Lydia Kuehn** (Landkarte/Pin): 16 ff.

© **stock.adobe.com** 4, 8–9: Soloviova Liudmyla; 4, 5, 60–61: Leart; 5, 118–119: encierro; 10 ff. (Lindenblatt): Annika Gandelheid; 11: Wolfilser; 14: Dirschl; 17: Stefan; 21: designnatures; 23: Blickfang; 24: Klaus Eppele; 27: Winfried; 29: Carola Vahldiek; 31: physyk; 35: Martina Berg; 37: HeinzWaldukat; 39: Sulamith Sallmann; 40: Fotokon; 43: fotograupner; 45: Thorsten Schier; 49: Ronald Rampsch; 51: ahubalek; 52: tanjareimann.de; 55: Bill Ernest; 57: Good Studio; 59: FABIAN HÜSSER; 65: Hein Nouwens; 71: Janis; 74: M. Schuppich; 77: christiane65; 81: mates; 85: JPC-PROD; 86: pit3dd; 87: Ondej; 88: Jintana; 90: Gummy Bear; 99: Andy Nowack; 105: daffodilred; 109: guy; 113: PIXATERRA; 117: yanadjan; 123: Annett Seidler; 129: AnneLaure; 132: tunedin; 134: Olena Rudo; 137: pwmotion; 138: hkama; 140: Madeleine Steinbach; 144: Maryana

Druck: Westermann Druck Zwickau GmbH, Zwickau/Sachsen

FSC www.fsc.org MIX Papier | Fördert gute Waldnutzung FSC® C110508

Hinweis für die Leser:
Die Autorin hat bei der Erstellung dieses Buches Informationen und Ratschläge mit Sorgfalt recherchiert und geprüft, dennoch erfolgen alle Angaben ohne Gewähr. Verlag und Autorin können keinerlei Haftung für etwaige Schäden oder Nachteile übernehmen, die sich aus der praktischen Umsetzung der in diesem Buch vorgestellten Anwendungen ergeben. Bitte respektieren Sie die Grenzen der Selbstbehandlung, und suchen Sie bei Erkrankungen einen erfahrenen Arzt oder Heilpraktiker auf.

Vorwort

Die Linde ist einer unserer schönsten Laubbäume. Alles an diesem Baum strahlt Harmonie aus, die Form der Krone und der Blätter und besonders der herrliche Duft der Blüten. Dass dieser Baum nicht nur ein Augenschmaus ist, zeige ich Ihnen, liebe Leser und Leserinnen, in diesem Büchlein. Alle Pflanzenteile wirken seelisch harmonisierend und sind ein potentes Stärkungs- und Gesundheitsmittel, mit dem Sie so mancherlei körperliche Beschwerden lindern können.

Ihre

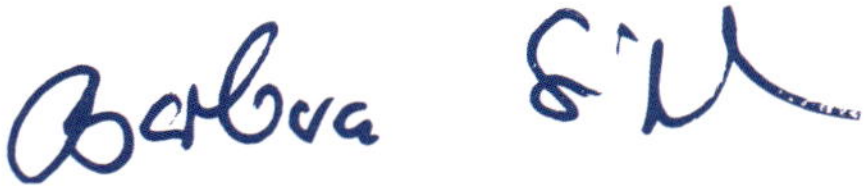

Inhalt

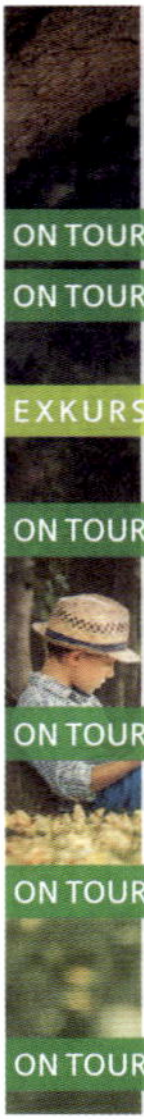

Die Linde – ein Baum für Frieden und Lebenskraft 9

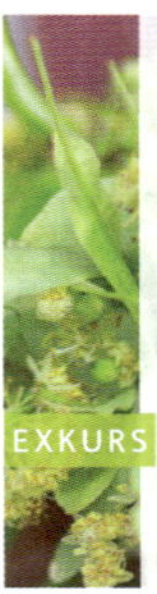

Gesund und fit mithilfe der Linde 61

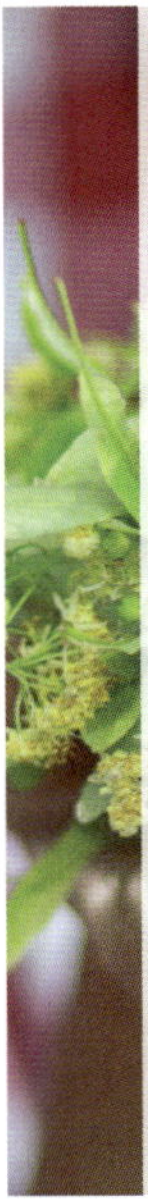

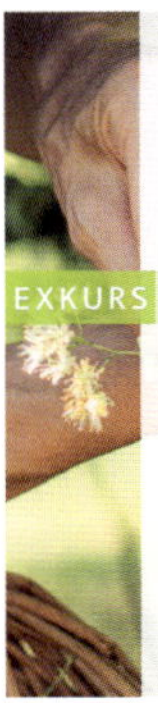

Gedanken von Wolf-Dieter Storl

Barbara Simonsohn hat uns viele Bücher über Heilpflanzen geschenkt, sachliche Bücher mit genauen Angaben zu ihren Wirkungen und Anwendungen. Diesmal hat sie sich die Linde vorgenommen, einen Baum, der zur Sommersonnenwende blüht und überall die Herzen erfreut. Seinen herrlichen honigartigen Blütenduft kann man über weite Strecken wahrnehmen, und da die Blüten von ganzen Scharen von Bienen besucht werden, klingt es so, als summe der Baum ein Lied. In früheren Zeiten weihte man den Baum mit den herzförmigen hellgrünen Blättern der Göttin der Liebe und des Friedens, etwa der holden Freya oder der westslawischen Libussa. Sie selbst ist es – so glaubte man –, die da singe und ihren segensreichen Duft verströme. Später weihte man den Baum der Gottesmutter Maria; aus dem weichen, geschmeidigen Holz schnitzten im Mittelalter berühmte Künstler wie Tilman Riemenschneider anmutige Marienstatuen.

Die Linde hat eine harmonische, wohltuende Ausstrahlung. Gern pflanzte man bei der Gründung eines Hofes eine Hoflinde. Oder in des Dorfes Mitte die Dorflinde, unter der die Dorfbewohner ihre Feste feierten, tanzten, schmausten und manchen Minnetrunk tranken. Die Alten saßen gern auf der Bank unter dem ausladenden Geäst des Baumes und träumten dem Himmel entgegen; junge Menschen verliebten sich unter der Linde.

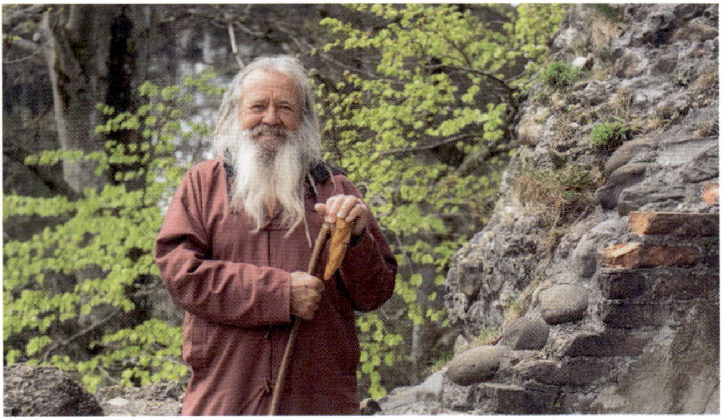

All das hat zu tun mit der »gelinden« Heilkraft, welche die Linde besitzt. Und noch im kalten, nebligen Spätherbst, wenn wir uns leicht erkälten, spendet sie Gesundheit. Dafür sind nicht nur die besonderen Wirkstoffe verantwortlich, nein, sie erinnert unsere Seele an die wonnigen Tage des Mittsommers, wenn die Sonne lacht und das Leben leicht ist.

Für viele – nicht nur in Mitteleuropa – ist die Linde der Inbegriff von Heimat. Städte und Orte sind nach ihr benannt, und viele Volkslieder – etwa *Am Brunnen vor dem Tore, da steht ein Lindenbaum* – besingen diesen Baum des Friedens.

Ich bin froh und dankbar, dass Barbara Simonsohn sich der Linde und ihrer Heilkraft in diesem Buch angenommen hat und uns darüber mehr erzählt.

Wolf-Dieter Storl

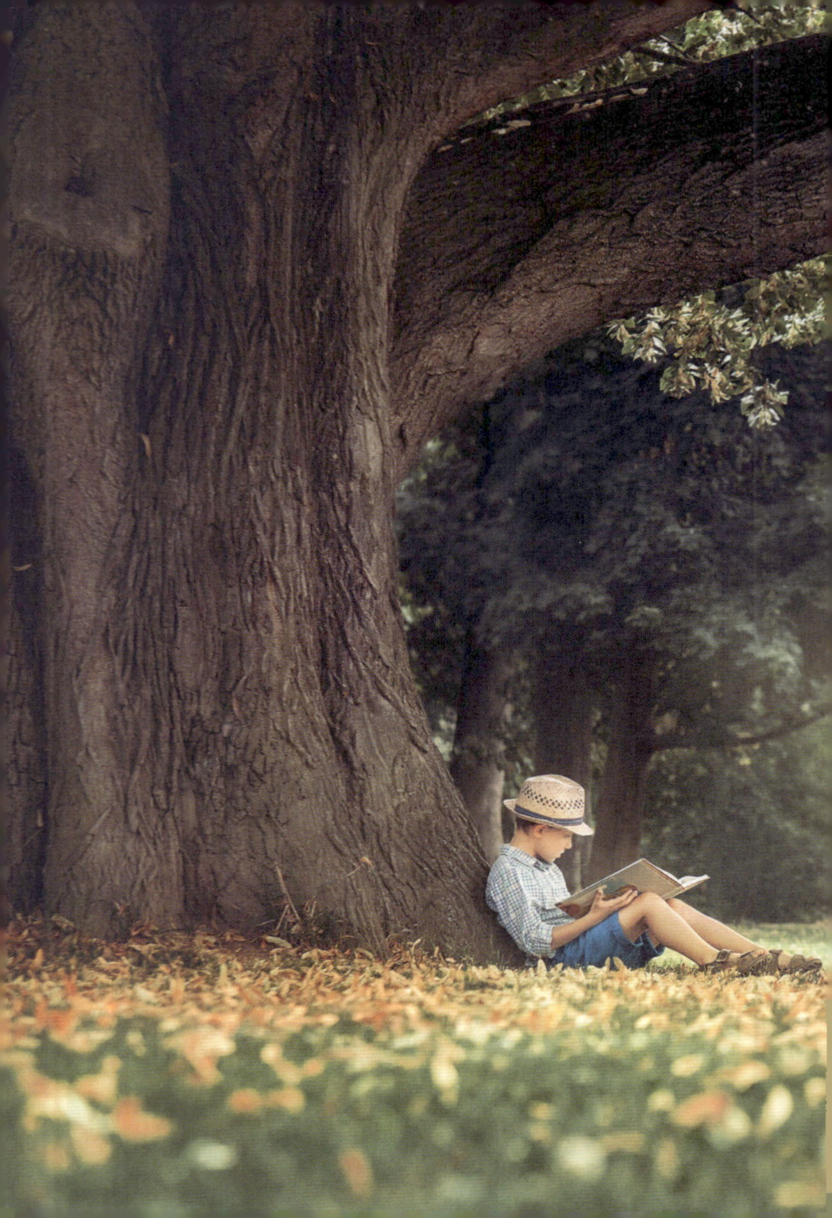

Die Linde – ein Baum für Frieden und Lebenskraft

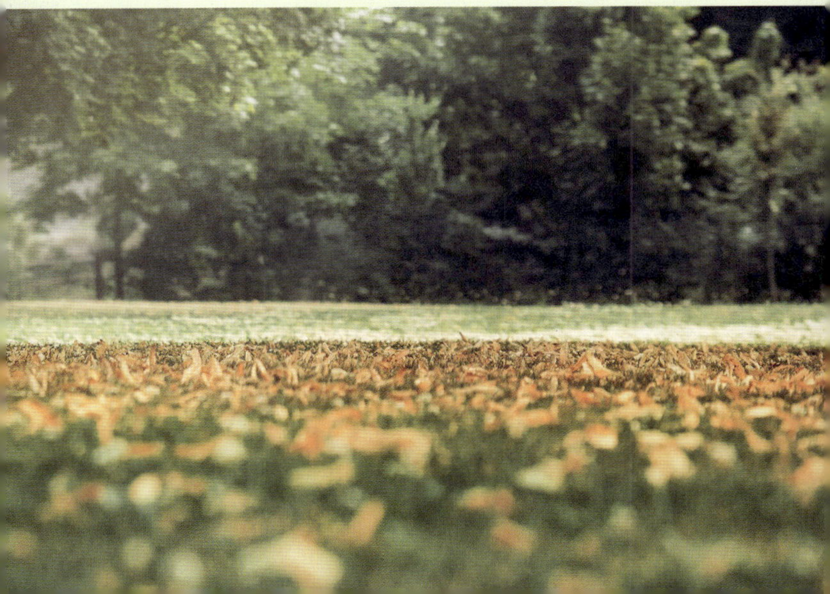

Einleitung

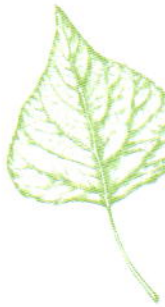

**»Sieh dieses Lindenblatt.
Du wirst es wie ein Herz gestaltet finden.
Darum sitzen die Verliebten
auch am liebsten unter Linden.«**[1]

Heinrich Heine

Mein Herz hüpfte, als ich hörte: Die Linde wird die Heilpflanze des Jahres 2025. Warum? Ich liebe diesen Baum, er ist für mich der Schönste unserer Laubbäume mit einer wunderbaren Bedeutung: Die Linde ist der Baum des Friedens.

Der süß schmeckende Lindenblütentee gehört zu meinen Lieblingstees; meine Mutter sammelte und trocknete die Blüten selbst, und meine Schwester und ich bekamen daraus Tee gebraut, wenn wir erkältet waren oder an der Grippe litten. Junge Lindenblätter sind die Hauptzutat in vielen meiner grünen Smoothies, und zwar bis zum Herbst, weil aus Linden immer wieder neue Zweige mit lindgrünen Blättern sprießen.

Wie sieht es aber mit der Studienlage aus? Meine Bücher über Heil- und Arzneipflanzen sind bekannt dafür, nicht nur volksmedizinische Anwendungen aufzuzählen, sondern auch die neuesten Erkenntnisse der Wissenschaft zu benennen. Was für eine Erleichterung, dass es ausreichend viele aussagefähige Studien zum Thema gibt. Also konnte ich loslegen mit der Recherche! Was mich dabei berührt hat, war, welche emotionale Bindung wir Deutschen traditionell an die Linde haben, früher und auch heute. Diese Perle der Laubmischwälder, Tanz-, Gerichts-, Dorf- und in alter Zeit der Thing-Baum, der Baum der Liebe, des Friedens, der Heimat und der Gemeinschaft hat sich wie kein anderer tief in unser Gedächtnis eingegraben. Die Linde ist ein Kult-, Sagen- und Mythenbaum. Ihre Heileigenschaften – ob in Blüte, Blatt, Bast, Knospe, Rinde oder Samen – scheinen wie gemacht für unsere moderne Welt, in der immer mehr Menschen – leider auch schon Kinder – unter Schlaf- und Angststörungen, Nervosität und Überforderung leiden. Die Linde lindert nachweislich all diese Probleme

Die Linde – ein wahrhaft stattlicher Baum

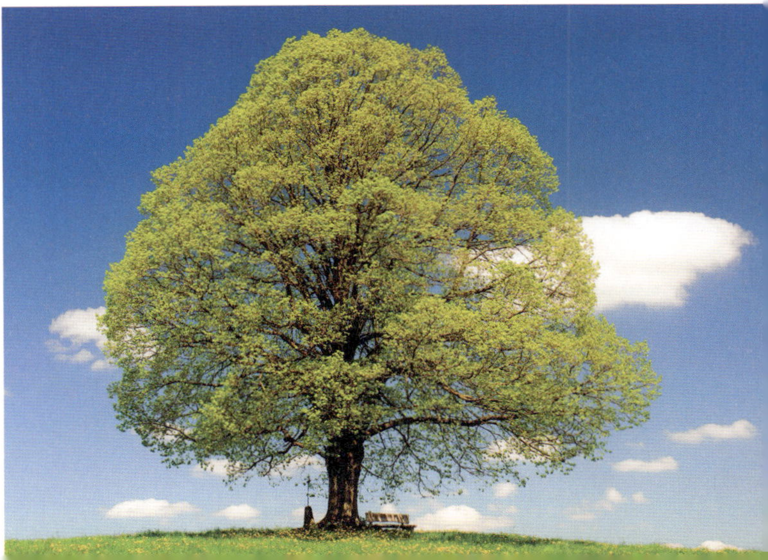

und noch viele mehr. Für mich ist sie daher eine göttliche Pflanze und ein Geschenk des Himmels für den krisengeschüttelten Zivilisationsmenschen.
Die Linde ist nicht nur Heilpflanze des Jahres 2025, sondern war bereits 2016 von der *Baum des Jahres Stiftung*, in der auch der NABU einen Sitz hat, und 2021 durch das *Kuratorium Wald* zum »Baum des Jahres« gekürt worden. Aus der Begründung des Kuratoriums: »Den Germanen und Slawen galt der bis zu 30 Meter hohe Baum mit breit ausladender Krone als heiliger Ort. Später war in Mitteleuropa an fast jedem Dorfplatz ein Lindenbaum zu finden als Mittelpunkt des Gemeinschaftslebens und als Versammlungsort.«[2]
Die Linde ist anmutig und wunderschön, obendrein ökologisch ein dickes Plus als Schattenbaum, Insektenweide, Schallschlucker und Staubfänger.

Eine historische Betrachtung

Kein anderer Baum hat europäisches Denken, Handeln und Fühlen so tiefgreifend beeinflusst und gestaltet wie die Linde, keiner wurde so viel besungen und bedichtet. Und kein anderer europäischer Baum ist so tief im Gedächtnis verwurzelt. Doris Laudert drückt es so aus: »Im Herzen des Volkes jedoch hat sie (die Linde) sich längst den besten Platz erobert und nimmt seit Menschengedenken als Hausbaum in Hof, Dorf, Kloster und Burg den ersten Platz ein.«[3]

Schon unsere Vorfahren in der Bronze- und Eisenzeit pflanzten in einem nachhaltigen Niederwald neben Eiche, Esche, Hasel, Erle und Stechpalme auch Linden. Jüngere Bäume wurden alle vier bis zehn Jahre dicht über dem Boden abgeschnitten, das nennt man Rotation. Viele Arten wie die Linde und der Haselbaum treiben umso vitaler wieder aus, die Lebensdauer der Bäume wird auf diese Weise um ein Vielfaches erhöht. Schon etwa viertausend Jahre vor Christi Geburt bauten die Menschen über Torfmooren und Feuchtgebieten Wege aus Holz und verwendeten dafür auch das Holz der Linde.[4]

Im alten Griechenland gab es viele Baumorakel. Man verehrte Bäume als Wohnorte von Gottheiten, Nymphen oder Naturgeistern; bei der Linde war es Philyra. In einem Zustand verzückter Eingebung könne man der Nymphe, dem Wesen des Baumes, begegnen, so glaubte man.

Die Germanen verehrten die Linde als Baum, welcher der Göttin Freya gewidmet war. Freya galt als Göttin der Liebe, der Fruchtbarkeit, des Friedens, der Schönheit, des Glücks, der Mütterlichkeit und des guten Hausstands. Die als heilig betrachteten »Freya-Linden« waren meist Sommerlinden und wurden von den Germanen als Sitz der guten Geister angesehen.[5]

Im germanischen Volksglauben nimmt die Linde daher einen wichtigen Platz ein. »Das beweisen schon die vielen Ortssagen, in denen die Linde als heiliger oder sonst irgendwie bemerkenswerter Baum genannt wird.«[6]

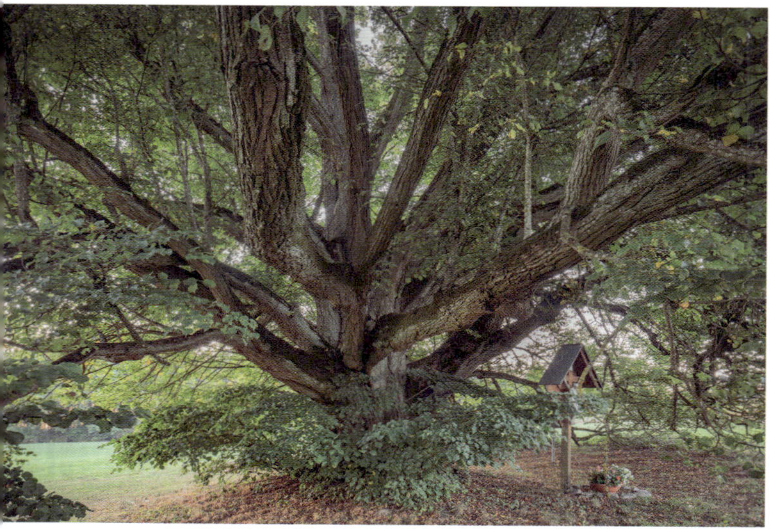

Die stattliche Hoflinde im niederbayerischen Kriering ist rund 300 Jahre alt und lädt zum Verweilen und Bestaunen ein.

Die alten germanischen Krieger nahmen Lindenholz als leichtes Schild, bedeckten es mit Lindenbast und bemalten es bunt mit Geistern als magischem Schutz. Unsere Vorfahren sahen eine Wesensgleichheit von Baum und Mensch. In der Siegfried-Sage als bedeutendes nordisches und deutsches Kulturgut taucht die Linde wiederholt auf: In Kriemhilds Garten blühte eine Linde, in deren Schatten fünfhundert Frauen Platz fanden. Zwölf Helden, der berühmteste von ihnen war Siegfried, bewachten sie. Als Siegfried den Drachen Fafnir besiegt und in seinem Blut badet, um unverwundbar zu werden, fällt ein Lindenblatt zwischen seine Schulterblätter. Genau an dieser ungeschützten Stelle und wiederum unter einer Linde durchbohrt sein Mörder Hagen Siegfrieds Herz mit einem Speer.

Bei den Germanen diente die Linde als Mittelpunkt der Gemeinschaft für Treffen, aber auch für den Empfang von Signalen aus der Geisterwelt. Der Baum galt als Manifestation von Wahrheitsliebe, Gerechtigkeit, Klarheit, Entschlossenheit, Mitgefühl und göttlichem Wissen.

INFO

HIER WIRD RECHT GESPROCHEN

Die Linde stand bei den Germanen am Ort der Gerichtsbarkeit, den sogenannten Thingstätten. Das Thing, auch Schrannengericht genannt, war die Gerichtsversammlung. Der zu Verurteilende musste vorher »thingfest« gemacht werden (daher die Redewendung »jemanden dingfest machen«), und manche Urteile noch bis in die Neuzeit enthalten die Schlussformel »gegeben unter der Linde«.[7] »Wo die Götter wohnen, kann das Böse, die Lüge nicht bleiben; die Wahrheit kommt an den Tag, die Gerechtigkeit und das Gute siegen.«[8]

Das letzte bekannte Gericht unter einer Linde im deutschsprachigen Raum fand 1870 auf der jetzigen Wüstung Volkmannrode im Harz statt. Berühmte Gerichtslinden waren die Kunigundenlinde bei Kasberg in Bayern (siehe Bild, S. 21) und die Linde von Staffelstein im selben Bundesland, mit 1200 Jahren eine der ältesten Linden Europas.[9]

Wolframslinde

Ortsmitte von Ried am Haidstein bei Bad Kötzting, Bayerischer Wald (D)

- Sommerlinde *(Tilia platyphyllos)*
- **Stammumfang:** ca. 16 Meter
- **Durchmesser:** ca. 5 Meter
- **Höhe:** ca. 13 Meter
- **Alter:** ca. 800 Jahre

Die Hauptkrone der Linde wurde 1950 durch Stürme schwer beschädigt. Seit den 1960er-Jahren wird der bizarre und knorrige Baum abgestützt, um ihn auch für die Zukunft zu erhalten. Obwohl die Wolframslinde nahezu vollständig ausgehöhlt ist und nur noch auf ihrem Rindenkranz steht, ergrünt und blüht sie jedes Jahr aufs Neue. Benannt wurde sie nach dem bekannten mittelalterlichen Dichter Wolfram von Eschenbach, der sich um das Jahr 1200 auf der nahegelegenen Burg Haidstein aufhielt.

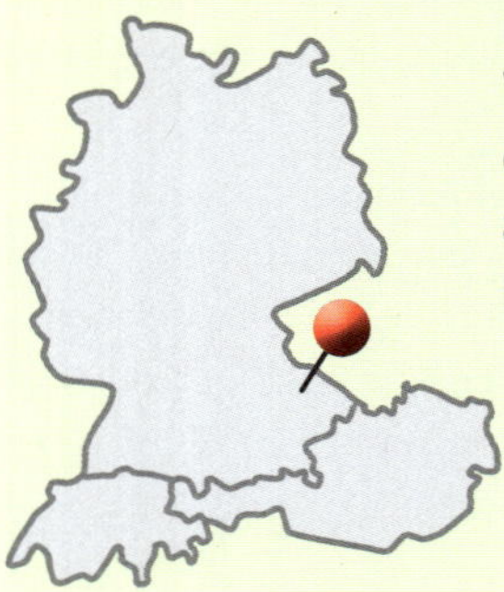

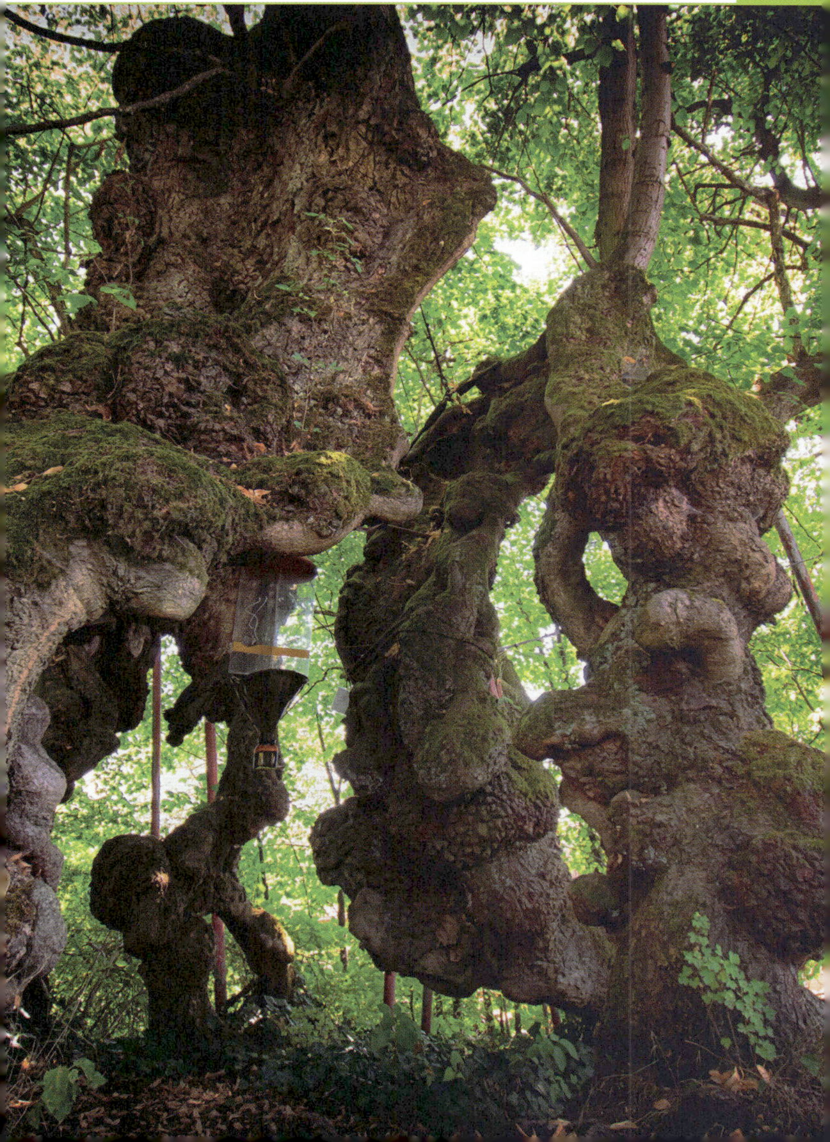

In vielen Kulturen galt die Linde als Baum der Liebe. Dem geliebten Mädchen wurde in Deutschland und bei den Südslawen am 1. Mai ein Lindenbäumchen vor das Fenster gestellt, und unter vielen Dorflinden wurden Ehen geschlossen.[10] In Skandinavien war die Linde ein wichtiger Schutzbaum für Hof und Haus, und unter Opfer- oder Blutlinden wurde schon in vorchristlicher Zeit das Blut von Tieren als Opfergabe dargebracht.[11]
Es gibt eine etwa tausendjährige Blutlinde im Ortsteil Frauenstein bei Wiesbaden neben der Kirche und eine weitere Blutlinde, eine etwa 600 Jahre alte Winterlinde, vor der Schaumburg bei Rinteln an einem ehemaligen Thingplatz (siehe auch Seite 22 f.).[12] Sogenannte Freibäume (schwedisch »friträd«) durften nicht gefällt oder beschädigt werden. »Denn die, die im Baume wohnt – hon som bor i trädet – möchte nicht gefällt werden, so die Schweden.«[13]
Auch den Slawen galt die Linde als heiliger Baum, und sie besaßen sogar eine eigene Lindengöttin, Libussa. Man verehrte sie als Rechtssprecherin und Orakelgöttin, vor allem in Liebesangelegenheiten.[14]
Nach Herodot hatten schon vor Jahrtausenden die Enarer, ein skythischer Volksstamm, beim Dienst der Aphrodite aus dem Lindenbast geweissagt.[15]
Bei den Kelten umstanden Winterlinden die heiligen Plätze im Hain und grenzten ihre Kultstätten ein. Die Seher der alten Skythen und der Griechen trafen mithilfe von Lindenrinden Vorhersagen. Die alten Griechen

opferten unter Lindenbäumen der Liebesgöttin Aphrodite, und ihre Diener wanden sich Kränze aus duftenden Lindenblüten um den Kopf. Nach der griechischen Sage wurde die Nymphe Philyra in eine Linde verwandelt. Die Götter Hermes und Zeus erfuhren eine überwältigende Gastfreundschaft von dem Ehepaar Philemon und Baucis und verwandelten ihre Hütte in einen Tempel und sie selbst als Dank nach ihrem Tod in Bäume – Baucis in eine Linde, Philemon in eine Eiche. Die beiden umarmten sich inniglich und bekamen ihren Wunsch erfüllt, im selben Moment zu sterben.[16] In den Metamorphosen von Ovid heißt es: »Und als schon über beider Gesichter der Wipfel emporwuchs, tauschten sie Worte, solange sie durften. ›Leb wohl, o mein Gatte!‹, riefen sie beide zugleich, und zugleich verbarg und umhüllte Laubwerk ihr Antlitz ...«[17]

Die Anwendung der Linde zur Heilung diverser Beschwerden war in der Antike noch nicht sehr verbreitet, erste Erwähnung in diesem Zusammenhang findet sie bei Plinius und Galen, berühmten antiken Ärzten.[13]

Durch die Christianisierung wurden aus alten Freya-Linden Maria-Linden, und die alten Statuen der Gerichts- und Tanzlinden wurden durch Marienbilder ersetzt. Zu den Marienlinden pilgern seitdem Wallfahrer, um die besonders heilkräftigen Blüten und Blätter zu ernten. Ehemalige Tanzlinden werden zur Kirchweihzeit jetzt wieder betanzt. Sogar im Baum drehten und drehen sich die Paare: Die Kunigundenlinde zu Kasberg in Bayern war hohl und hatte einen so gewaltigen Umfang, dass sechs Paare gleichzeitig in ihr tanzen konnten. Nur reine und jungfräuliche Mädchen waren zum Vortanz um die Dorflinde zugelassen.[19] Vor vielen Klöstern und Kirchen stehen heute noch Linden.

Die Linde gehört zu unseren schönsten und geschichtsträchtigsten Bäumen. Der Mensch holte sie aus den Wäldern in die Städte, wo sie als Einzelbaum hervorragend wuchsen und mit ihrem dichten Blätterdach, ihrer ausladenden Krone, ihren herzförmigen Blättern und ihrem süßen Blütenduft eine ganz besondere Anziehungskraft ausübten und Geborgenheit schenkten.

Linden haben in vielen Kulturen und Zeiten eine hohe religiöse und mythologische Bedeutung und Symbolkraft. Kaiser Karl der Große (747–814) verordnete in seinem *Capitulare de villis,* dass vor jeder Hofstatt eine Linde als Schutzbaum vor Blitzschlag und bösen Geistern gepflanzt wurde.[20] Noch im Ersten Weltkrieg trugen deutsche Soldaten oft ein getrocknetes Lindenblatt einer ganz besonderen Linde bei sich, das sie beschützen sollte.[21]

Als lebende Denkmäler wurden Linden zu ganz besonderen Anlässen gepflanzt, wie die Goethelinde, die Friedenslinde, die Kaiser-Lothar-Linde (siehe auch Seite 34 f.), die Einheits- oder die Hindenburglinde bezeugen. Martin Luther drückte es wunderschön aus: »Wenn wir Reiter sehen unter der Linde halten, wäre das ein Zeichen des Friedens. Denn unter der Linde ist unser Friede- und Freudebaum.«[22]

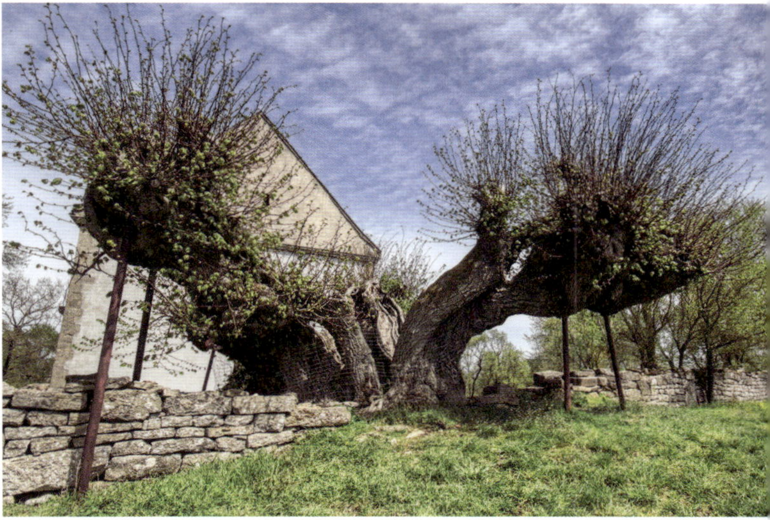

Die Kunigundenlinde zu Kasberg

Die Linde ist im Namen von rund tausend Städten und Dörfern – Beispiele sind Lindau oder Leipzig (»Ort der Linden«, aus dem Slawischen) – und im Wappen etlicher Adelsgeschlechter verewigt, weil sie auch als Symbol für Tapferkeit und Sieg galt.[23] Viele Dörfer besitzen ein Gasthaus »Zur Linde«. 1852 gab es Verordnungen der königlichen Regierung von Oberbayern zum Schutz und zur Neupflanzung von Linden. Der Lindenbaum oder das Lindenblatt waren ein Zeichen für Frieden, Treue und Gerechtigkeit. Im erstmals 1472 erwähnten altdeutschen Kartenspiel zeigt das Lindenblatt den freien Bauernstand.[24]

Blutlinde am alten Thingplatz

Vor der Schaumburg in Rinteln, Niedersachsen (D)

- Winterlinde *(Tilia cordata)*
- **Zwei Stämme, Stammumfang gesamt**: ca. 10 Meter
- **Alter:** rund 600 Jahre

Zur Schaumburger Linde ist eine Volkssage überliefert: Ein junges Mädchen wurde um 1400 als Hexe zum Tode verurteilt. Auf dem Weg zum Scheiterhaufen ergriff sie einen Lindenzweig, steckte ihn in den Boden und rief: »So wahr wie dieses dürre Zweiglein grünen und wachsen wird, so wahr bin ich unschuldig!« Das Mädchen starb den schrecklichen Tod in den Flammen, der Zweig aber trieb im folgenden Frühjahr Knospen und wuchs kraftvoll empor. So soll die »Blutlinde« auch heute noch von der Unschuld der Hingerichteten zeugen.

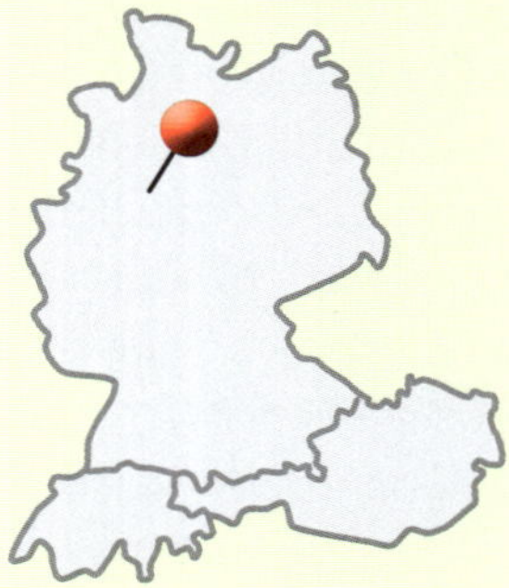

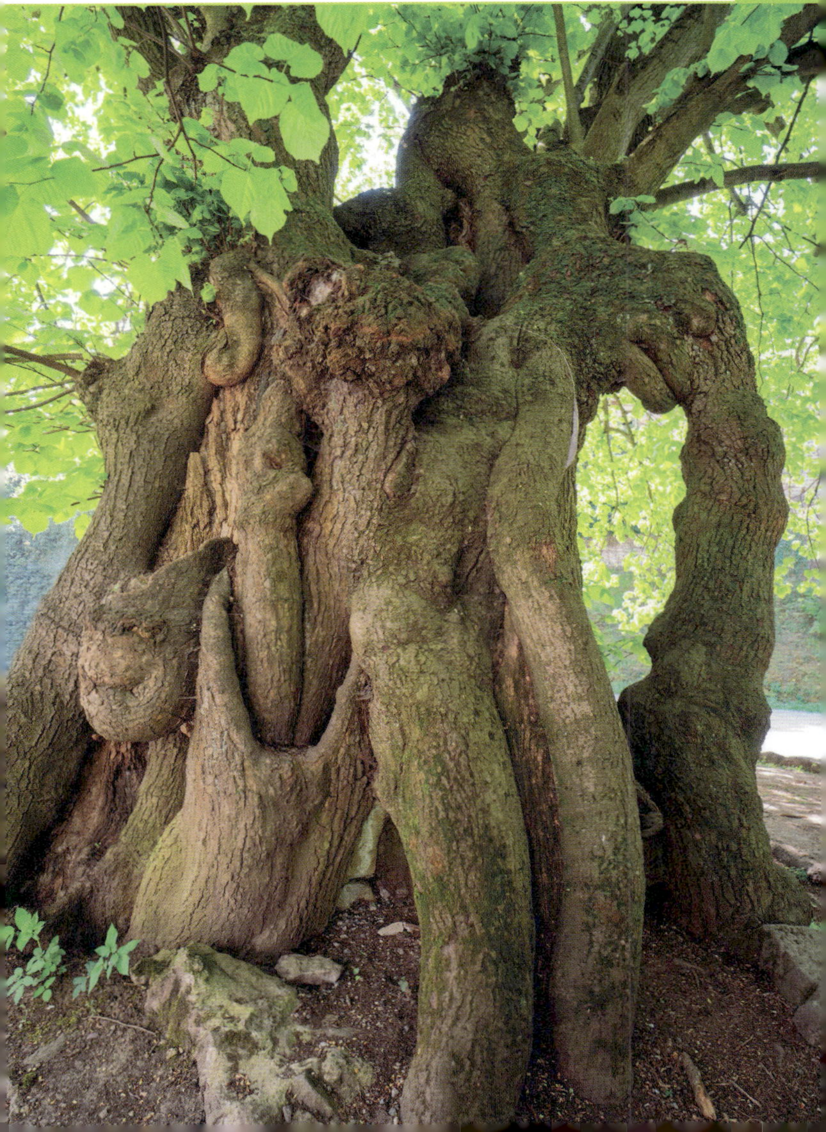

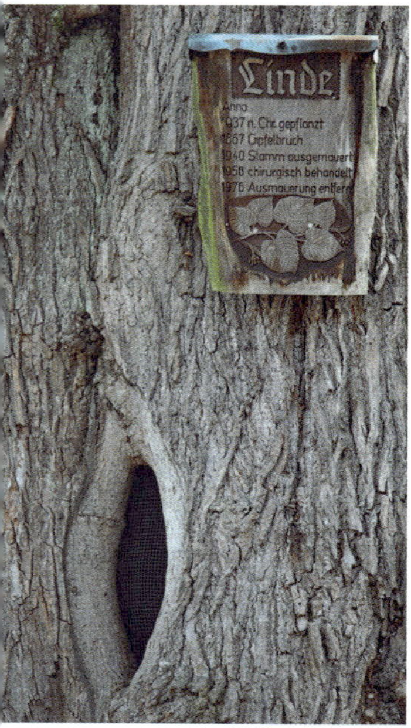
Linde
937 n. Chr. gepflanzt
Gipfelbruch
Stamm ausgemauert
chirurgisch behandelt
Ausmauerung

Linde 937 n. Chr. gepflanzt

Am 5.10.1990 wurde eine Kaiserlinde in der Nähe des Berliner Reichstags gepflanzt – zur Erinnerung an die Wiedervereinigung.[25] Ebenso an vielen weiteren Orten, wie z. B. Pfullingen, oder auch an der ehemaligen innerdeutschen Grenze. Man wollte damit an die friedlichen Veränderungen innerhalb der ehemaligen DDR erinnern. 1991 folgte in der thüringischen Stadt Niederdorla, dem topografischen Mittelpunkt Gesamtdeutschlands, als Symbol der deutschen Einheit eine Kaiserlinde *Tilia pallida L.* Die Linde ist noch vor der Eiche der in Deutschland meist besungene und in Namen, Bildern und Wappen am häufigsten genannte und gezeigte Baum. Der Baum gilt als Lieblingsbaum des Volkes, nicht als Baum der »Arrivierten« wie die Eiche. Die Wallfahrer trugen meist einen Lindenzweig.[26]

Wenn Sie den Zauber alter Linden spüren wollen, unternehmen Sie eine Reise zu diesen uralten, teils mehr als 1000 Jahre alten Kraftbäumen. Oder machen Sie eine Linden-Meditation (siehe Seite 30 f.) unter einem alten Lindenbaum.

Spirituelle Aspekte

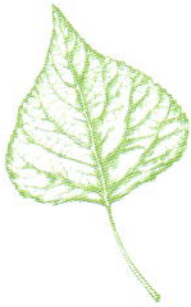

**»Die Linde, die allein mir blieb,
die soll mein Zeichen sein.«**
Joseph von Eichendorff

Vielleicht ist die Linde der Baum, der uns und unserer Seele am nächsten steht. Sieht man eine ausgewachsene Linde in freier Natur, wer kann sich dann schon dem unvergleichlichen Eindruck auf das Gemüt entziehen? Ihre gewaltige Gestalt ist mächtig, und doch strahlt sie eine sanfte Geborgenheit aus, als wolle sie uns freundlich und verständnisvoll in den Arm nehmen. Wenn sich im Juni und Juli ihre sonnengeborenen Blüten öffnen und die Luft mit süßlichem Duft und dem Summen unzähliger Bienen erfüllen, wer sollte in diesem »Lindenhimmel« noch trüben Gedanken nachhängen?
Die Linde als Seelentrösterin versöhnt uns mit unserem Schicksal und erinnert uns an die Unsterblichkeit unserer Seele. Rainer Maria Rilke bringt dies wunderschön zum Ausdruck: »Und eine Linde ist mein Lieblingsbaum, und alle Sommer, welche in ihr schweigen, erwachen wieder in den greisen Zweigen und leben wieder zwischen Tag und Traum.«[27]
Martina Tolnai weist uns in ihrem kleinen, aber bedeutsamen Büchlein über die Linde darauf hin, dass die Linde dem Glücksplaneten Jupiter zugeordnet sei. »Dieser Planet ist der schönste Himmelskörper im Sonnensystem,

und er steckt voller positiver Energien: Er repräsentiert und fördert Wachstum, Glück, Werte und Ideale.«[28] Die Domäne des Jupiters sind Optimismus, Vertrauen, Freude, Gerechtigkeit und Großzügigkeit. Die Linde und ihre Pflanzenteile, mit denen sie uns so reichlich beschenkt, vermitteln Heilung, Optimismus, Fülle und Freude.
Mithilfe der Linde »kann Vertrauen wieder wachsen und Freude sich einen Weg ins Herz bahnen«.[29] Probieren Sie es mit einem Lindenblüten-Dampfbad, oder träufeln Sie sich Lindenblüten-Essenz aufs Kopfkissen, um ähnliche Erfahrungen zu machen.
Für Wolf-Dieter Storl gehört die Linde zu unseren fünf heiligen Bäumen. »Bäume predigen nicht Lehren und Rezepte. Sie predigen, um das Einzelne unbekümmert, das Urgesetz des Lebens.« Für ihn ist die Linde der Baum der heilenden Liebe. »Die Linde bringt uns in Kontakt mit der uns innewohnenden göttlichen Verbundenheit und Liebe. Was gebrochen wurde, wird wieder Freude, wieder ganz.« Zu den herzförmigen Blättern: »Es ist die Form des ätherischen Herzens, unserer Mitte, wo das Göttliche zu Hause ist.« Die Linde repräsentiert auch für Storl das weibliche Prinzip, »das Gütige, Hütende, Energiespendende ...« Durch eine blühende Linde wird das Seelische in uns heilend berührt: »Es ist eine ekstatische Berührung. Wir sind dann im Einklang mit der Natur.«
Ein Schild aus Lindenholz diente in früheren Zeiten der Dämonenabwehr. Auch heute können wir mit der Kraft der Linde moderne »Dämonen«, wie Ängste, Sorgen

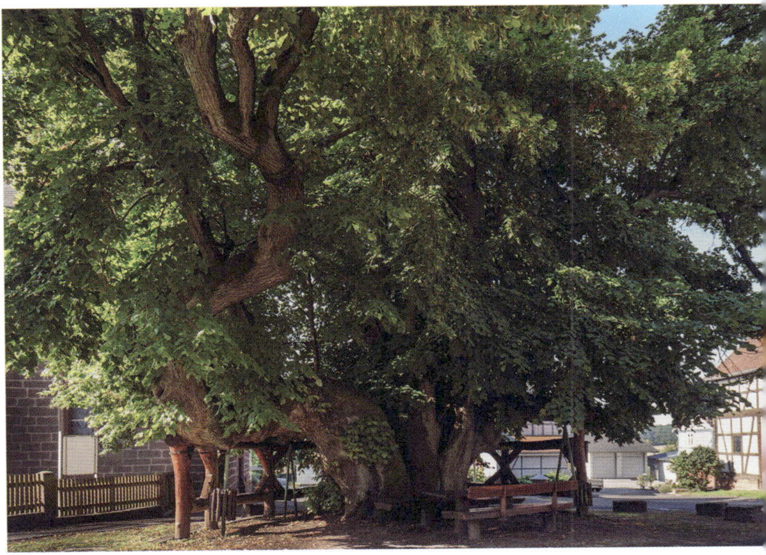

1000 Jahre alte Linde in Himmelsberg bei Marburg

und Depressionen, von uns weisen. Liebe ist die Kraft, die heilt. Es hieß früher, wenn die Dorflinde als Symbol für die Gemeinschaft stirbt, geht die Sippe ein. Wenn wir uns spirituell mit der Energie der Linde rückverbinden, gewinnen wir nach Wolf-Dieter Storl nicht nur den Zugang zur göttlichen Welt, sondern zum eigenen göttlichen Selbst. Was auch für Seelenfrieden, Lebensfreude und Begeisterung steht.[30]

Auch andere Autoren benennen die große Kraft der Linde. Hermann-Josef Weidinger sieht in ihr ebenfalls die große Gebende. Alles an dieser guten Freundin des

Menschen ist nutzbar, die Rinde, die Blätter, die Blüten, die Knospen, das Holz. »Stark ist die Ausstrahlung der Linde. Sie gab und gibt alles, was sie hat, weiter: Wegweisung an den Fragenden – Heilkraft den Kranken – Frieden und Freude. Und sie halbiert das Leid der Trauernden.« Sie schenke uns Frieden, der nie vergeht, der ewig besteht. Sie vermittele Geduld in der Hingabe für die eigene Sendung und Aufgabe. »Die Linde befähigt den Menschen, die Träume seines Lebens zu verwirklichen, bewahrt vor Enttäuschung und Mutlosigkeit.«[31] Peter Salocher und Dieter Buchser bringen in ihrem inspirierenden Buch die Linde mit Gemeinschaftssinn und Trost in Verbindung. »Sie lehrt den Menschen, die Illusion des Getrenntseins zu durchdringen.«[32] Die Linde will uns mit ihrer Energie zeigen, dass wir in Wirklichkeit niemals allein sind und allein sein können, und sie hilft uns, zur Einheit zu finden. Wie Eckart Tolle in seinem spektakulären Buch *Eine neue Erde* schreibt, liegen all unsere Probleme in der Illusion der Trennung begründet. Die Lösung all unserer Probleme sieht er daher in dem fortgesetzten Bewusstsein der Einheit allen Seins. »Den Sanftmütigen wird die Erde gehören« oder »Wenn du deine Feinde liebst, hast du keine mehr« – auch diese Aussagen könnte uns die Linde zuflüstern.

INFO

FRÜH ÜBT SICH ...

Wer die Linde und andere heimische Bäume seinen Kindern nahebringen will, dem empfehle ich das wunderschön illustrierte Buch von Charlotte Voake, »Linde, Weide, Apfelbaum. Bäume bestimmen mit Kindern«.[33] Ich habe das Buch meinen Enkeln geschenkt. Nur was wir kennen, können wir schätzen. Nur, was wir schätzen, sind wir bereit zu schützen. Im Internet finden Sie ebenfalls viele Abbildungen, um die Formen und Größen der heimischen Blätter zu betrachten.

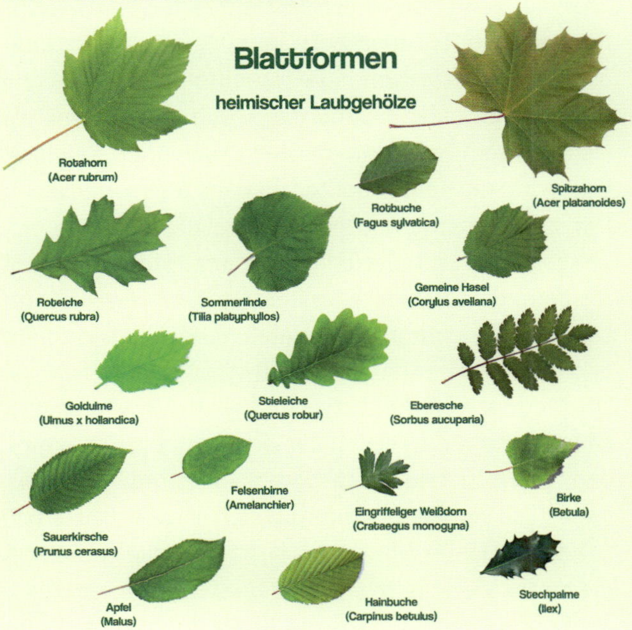

Meine Lindenmeditation

»Meine« Linde habe ich im Hamburger Volkspark auf der großen Spielwiese gefunden. Sie steht für sich allein, ihre Blätter leuchten golden in der Herbstsonne, die Zweige hängen tief und voller Samen, und sie treibt auch noch Ende Oktober frisches köstliches Grün aus ihrem Stamm und ihren Wurzeln.
Ich probierte es mit der indianischen Baummeditation, bei der man sich ganz eng an den Stamm lehnt – im Sitzen oder Stehen. Eine Hand legte ich vorn (Handinnenfläche zum Körper) aufs Sonnengeflecht, die andere auf die Körperrückseite (die Handinnenfläche wies zum Baum). Wenn man nicht unter Beobachtung steht, wie ich in diesem Fall, kann man sich auch unter den Baum legen und die Beine am Stamm nach oben strecken. Dann schloss ich die Augen. Schon bald hörte das Zeitgefühl auf, ein Gefühl von Wonne erfüllte mich. Ich bemerkte, dass sich meine Mundwinkel zu einem Lächeln ausrichteten. Ich erlebte heitere Gelassenheit und inneren Frieden. Der Baum sprach mit mir!
Die Meditation erfolgte wie in Wellen. Manchmal war ich ganz tief mit dem Wesen der Linde verbunden, ja eins, dann kam ich dem Alltagsbewusstsein wieder etwas näher. Die Linde teilte mir mit: »Ich verwandle Licht in Leben und Liebe. Mit mir kommst du in die große Stille, die hinter allem Lärm der Welt unerschütterlich ruht. Aus der Sonne nehme ich kosmische Harmonie auf, die ich

an dich weitergebe. Mit mir kannst du dich neu ordnen. Ich empfange aus dem göttlichen Kosmos unendlich viel. In mir berühren sich Himmel und Erde. Ich stehe für das Urgesetz des Lebens. Auch du verbindest Göttliches und Irdisches. Mit mir kannst du deine Berufung erleben: Sei wie Gott, Leben und Lieben ist deine Mission, sei schöpferisch wie ich, Mitschöpfer des Ewigen. Wenn du dich zerstreut fühlst, finde in meiner Gegenwart Stille, Zuversicht und Frieden.«

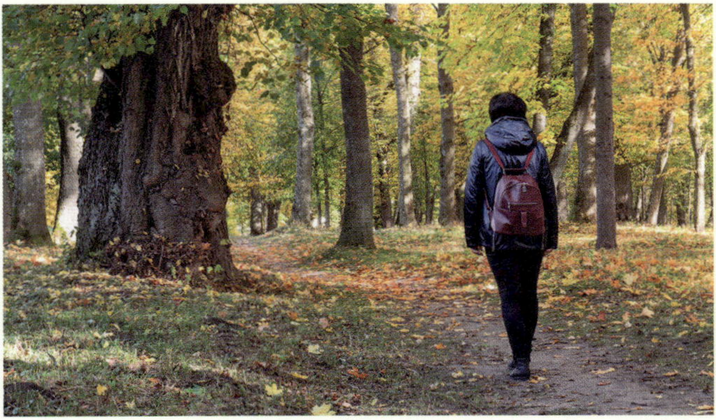

Ich war noch ganz berührt, merkte, dass ich Tränen in den Augen hatte, bedankte mich bei der alten Linde für ihre zeitlosen Weisheiten und ging noch etwas traumwandlerisch zurück in den Alltag – mit dem festen Ziel, das Gehörte und Erlebte in mein Leben zu integrieren. Liebe Linde, Liebes-Linde, Dank. Für die Bestärkung auf meinem, unser aller Weg: auf der Reise vom Kopf zum Herzen.

Zur Botanik

Die Linde blüht im Sommer. Die Blüten waren als »offizielle Arzneipflanze« anerkannt und wurden schon immer als herz- und nervenstärkend angesehen. Die Gattung *Tilia* gehört zu den Malvengewächsen und umfasst nur wenige Arten, von denen einige amerikanisch sind. Bei uns ist die Europäische Linde *Tilia europaea L.* heimisch. Neuere Botaniker unterscheiden allerdings nach Untersuchungen des Genoms zwischen Sommerlinde *Tilia grandifolia L.* (auch *Tilia platyphyllos Scop.*) und *Tilia parvifolia L.* (auch *Tilia cordata Mill.*), der Kleinblättrigen Winterlinde. Die Sommerlinde bzw. Großblättrige Linde wird auch Frühlinde genannt, weil sie etwa 2 Wochen vor der Winterlinde blüht. Die Winterlinde wird auch als Herzblättrige Linde oder Spätlinde bezeichnet. Die Winterlinde kommt etwas besser mit Kälte und rauen Witterungsbedingungen klar als die Sommerlinde und toleriert Trockenheit eher. Beide Sorten findet man bis maximal 1500 Meter über dem Meeresspiegel,[34] wobei die Sommerlinde in der Regel weiter oben anzutreffen ist.

In Skandinavien kommen ursprünglich nur Winterlinden vor. *Tilia vulgaris L.* bezeichnet die Holländische Linde, eine Kreuzung zwischen Sommer- und Winterlinde. Auch die Silberlinde *Tilia tomentosa L.* ist bei uns heimisch, hat aber nicht die Heilkräfte wie Sommer- und Winterlinde. Sie wird viel in Städten gepflanzt, weil sie

Abgase besser verträgt als Sommer- und Winterlinde. In Parkanlagen kann man bei uns auch nicht heimische Arten wie die Amerikanische Linde *Tilia americana L.*, die Trauerlinde *Tilia peti-olaris L.* oder die Krim-Linde *Tilia x euchlora L.* finden.

INFO

NAMENSKUNDE

Gebräuchliche Volksnamen sind Basthol, Waechlind, Zahme Linde, Lingeboom, Liebesbaum oder Gerichtsbaum. Auf Englisch heißt die Linde *linden, basswood* oder *lime*, auf Dänisch *lind*, auf Französisch *tilleul*, auf Italienisch *tiglio*. In Holland spricht man von der *linde*, in Polen, Russland und der Slowakei von *Lipa*, und auf Spanisch nennt man die Linde *tilo*. Die Herkunft des Wortes ist nicht geklärt. Sprachforscher vermuten, dass das biegsame, weiche Holz für den Namen verantwortlich ist, der sich vom indogermanischen Wort *lent* für *weich, biegsam* ableiten könnte. Der Arzt Lonicerus meint in seinem Kräuterbuch aus dem 16. Jahrhundert: »Die Linde hat den Namen von der Lindigkeit.« Unser Adjektiv »lind« leitet sich vom althochdeutschen »lindi« ab und meint so viel wie »mild, sanft, weich«; Ableitungen sind Begriffe wie »gelinde«, »lindern« und »Linderung«.

Der lateinische Name der Linde, *tilia*, kommt vom Wort *telum* für Pfahl oder Stecken. Die alten Römer schnitten Pfähle aus Lindenzweigen, um damit Rebstöcke aufzubinden, wie es auch bis ins 20. Jahrhundert in Deutschland und der Schweiz üblich war.

Kaiser-Lothar-Linde

Beim Kaiserdom in Königslutter an der Elm, Niedersachsen (D)

- Sommerlinde *(Tilia platyphyllos)*
- **Stammumfang:** über 12 Meter
- **Höhe:** ca. 23 Meter
- **Alter:** rund 900 Jahre

Namensgeber der Linde ist Kaiser Lothar, der ihre Anpflanzung zu Ehren des Kaiserdoms auf einer Wiese neben der Kirche persönlich in Auftrag gegeben haben soll. Seit 1956 ist die Kaiser-Lothar-Linde ein Naturdenkmal von überregionaler Bedeutung; sie zählt zu den ältesten und dicksten Bäumen Niedersachsens und hat sich zu einem beliebten Touristenziel entwickelt. Die Sommerlinde wächst heute nicht mehr in die Höhe, aber weiterhin in die Breite.

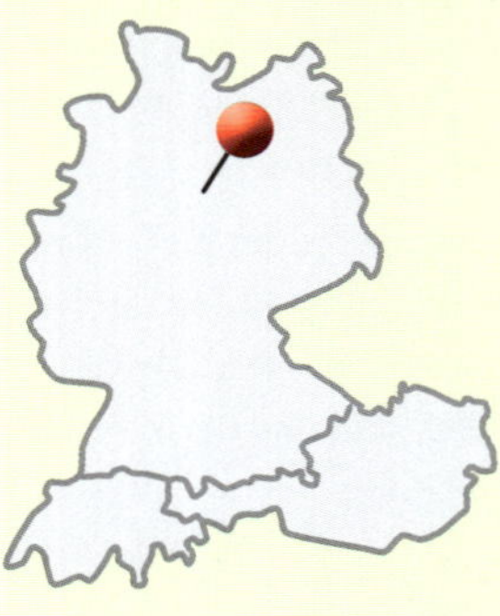

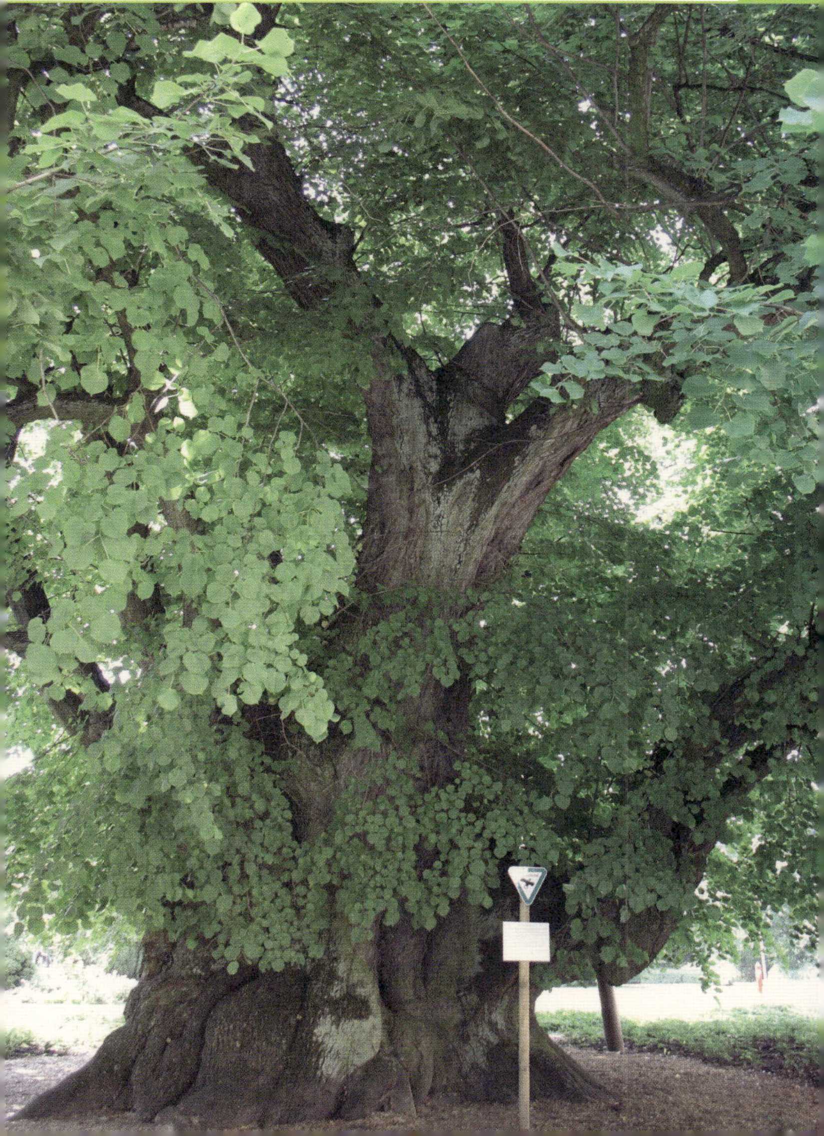

Lindenbäume sind formschön, sommergrün und besitzen eine reich belaubte Krone. Sie werden bis zu 40 Metern hoch und können 1000 Jahre und älter werden und einen Stammdurchmesser von bis zu 5 Metern erreichen.[35] Sowohl ihre Krone als auch ihre Blätter und auch ihre Wurzeln sind herzförmig. Von etwa 40 Arten wachsen fünf in Europa. Die Winterlinde gehört zu den am weitesten verbreiteten Laubbäumen in der gemäßigten Zone der nördlichen Erdhalbkugel. Sie verträgt Minustemperaturen bis zu fast -50 Grad. Erst wachsen die Äste aufrecht, dann stehen sie ausladend ab. Wenn die Bäume jung sind, ist die Baumrinde glatt und grau. Später wird sie rissig, mit dunklen Feldern. Linden sind sogenannte Herzwurzler, d.h. ihre Wurzeln erstrecken sich sowohl in die Breite als auch in die Tiefe. Die gesägten und herzförmigen Blätter sind spitz zulaufend, wechselständig, oft weich behaart und lang gestielt.

Die Blüten

Die Blüten bilden sogenannte Trugdolden (im Gegensatz zur »echten« Dolde entspringen der Hauptachse keine Nebenachsen). Die sehr intensiv duftenden Blüten bestehen aus fünf Kelch- und fünf Kronblättern und zahlreichen Staubgefäßen. Aus dem Fruchtknoten mit fünf Fächern entwickelt sich ein Nüsschen, das den Samen umschließt. Am Stiel der Blüte entsteht ein Tragblatt (auch Hochblatt genannt), das hellgrün, gelblich

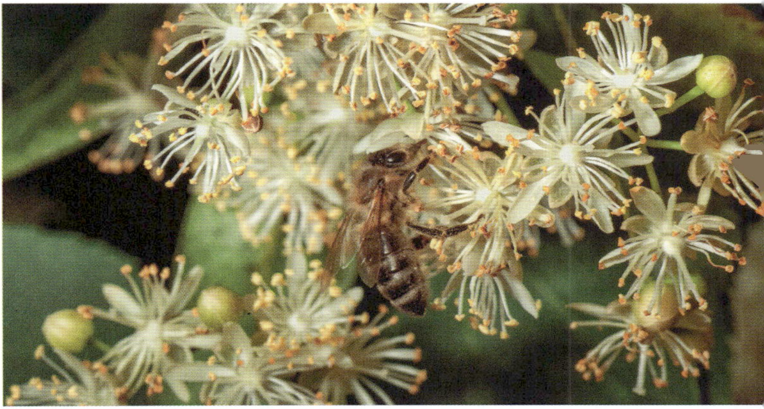

Bienen und Schmetterlinge lieben die Lindenblüten.

oder leicht cremefarben ist, mit einer Länge von 5 bis 7 Zentimetern; bei der Fruchtverbreitung dient es als Flugapparat.

Bei der Bestäubung haben die Tragblätter eine wichtige Funktion: Sie locken Insekten (auch nachtaktive) an und weisen ihnen den Weg zum Nahrungsangebot. Die Blüten öffnen sich nacheinander vom späten Mittag bis in den Abend. Durch seitliche Schlitze der reifen Staubbeutel wird der Pollen freigesetzt. Eine Einzelblüte kann bis zu 43 000 Pollenkörner erzeugen, und der Pollen kann wegen seiner Leichtigkeit bis zu 100 Kilometer verweht werden.

Während der gesamten Blühdauer wird meistens ab dem zweiten Tag des Blühens Nektar an der Kelchblätterbasis abgesondert. Der einzigartige Duft der Lindenblüten wird über die gesamte Blühperiode verströmt und besteht aus etwa fünfundvierzig Komponenten, wovon noch nicht alle identifiziert sind.[36] Jeder Blütenstand weist Blüten in verschiedenen Blühstadien auf, als Erstes öffnet sich die Endblüte. Zu den Bestäubern zählen Bienen und Wildbienen, Zweiflügler, Hautflügler, Käfer und Nachtfalter. Der Pollen kann aber auch durch den Wind auf Narben übertragen werden. Was für Allergiker wichtig ist: Lindenpollen erzeugen keine Allergien.[37] Und für alle: Blüten, Blätter und andere Teile des Baumes sind essbar und völlig ungiftig, ob gekocht oder roh!

Die Früchte und Samen

Die Samen sind Schirmflieger und werden durchschnittlich etwa 60 Meter weit getragen. Die Samen beider heimischen Linden reifen in kleinen Nüsschen von September bis Mitte Oktober. Wenn sie braun oder grau und damit reif sind, fallen die Samen ab, oft keimen sie erst im übernächsten Jahr. Die Keimlinge beider Lindenarten sind frostempfindlich.

Die Nussfrucht (Zapfen) ist kugelförmig, mit rund 10 Millimetern im Durchmesser etwa erbsengroß, hart und holzig und trägt ein Hochblatt, das an ein Segel erinnert und hilft, dass der Wind die Frucht über weite Strecken – mehr als 300 Meter sind gemessen worden – transportieren kann. Unter den harten Schalen finden sich meist ein oder zwei Samen. Nicht alle Früchte ent-

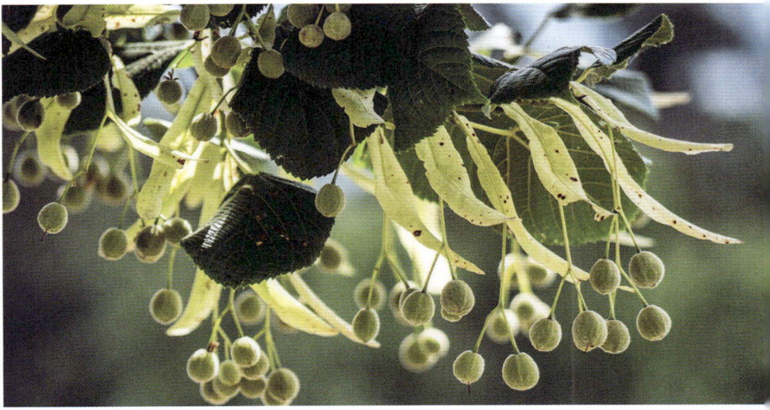

Typische Lindenfrüchte

halten keimfähige Samen, die Linde vermehrt sich auch über Wurzelausläufer. Die unreife Frucht der Linde ist anfangs grün und leicht behaart. Später nimmt sie die typische bräunliche Farbe an.
Manche Samen bleiben im Herbst am Baum und werden erst im Frühjahr verbreitet. Man kann also die Lindenfrüchte vom Herbst bis ins Frühjahr hinein ernten. Dank der beschichteten Samenschale kann keine Feuchtigkeit ins Innere der Nüsschen dringen und dort eine Keimung in Gang setzen. Die Winterlinde hat braune Früchte, die eher weich und leicht zu zerdrücken sind. Die Sommerlinde trägt kantige graue Früchte, die mit einem leichten Filz überzogen und schwerer zu öffnen sind. Die Dicke der Samenhülle der Winterlinden-Samen beträgt nur 0,2 Millimeter, die der Sommerlinden-Samen bis zu

1 Millimeter.[38] Lindensamen dienen vielen Tieren als Nahrung, vor allem Vögeln: Kernbeißer, Grünfink, Fichtenkreuzschnabel, Buchfink, Bergfink, Kleiber, Kohl- und Tannenmeise.

INFO

ETWAS ZUR ETHNOBOTANIK

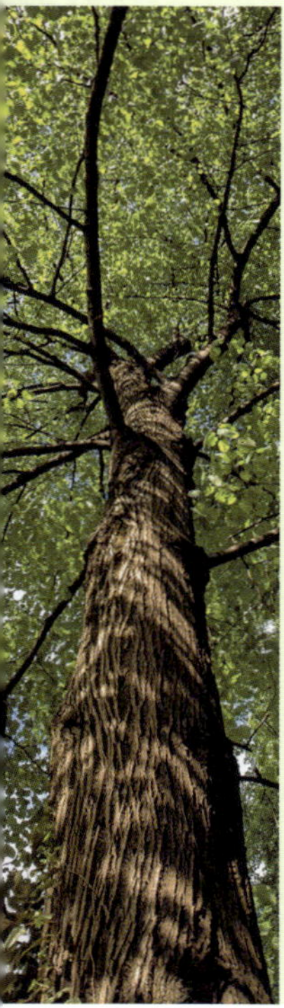

Die Amerikanische Linde *Tilia americana L.* wurde von den Indigenen Nordamerikas vielfach genutzt. Der Baum wächst bis 1500 Meter hoch in den südlichen Appalachen. Die Blätter und das Kambium kamen ins Brot oder in die Suppe, frische Rinde wurde als Wundpflaster verwendet, aus dem Rindenbast wurden wie in Europa Seile, Netze, Matten und Pfeilschäfte hergestellt, und der Bast diente auch als Dach und zum Zusammenbinden von Wigwams und Kleidung. Die Irokesen mischten Maismehl, gekochten Kürbis, Beeren und Lindenblätter und backten daraus Brot. Die Blüten wurden bei Epilepsie, Nierenproblemen, Durchfall, Fieber, Husten, Darmerkrankungen, Aphthen und zur Unterstützung einer leichten Geburt verwendet.[39] Am Tiermodell verlängerte ein Extrakt der Amerikanischen Linde die Schlafdauer von Mäusen um 50 Minuten ähnlich wie Diazepam, wofür besonders das Polyphenol Quercetin verantwortlich gemacht wird.

Über das Alter

Warum kann die Linde rund 1000 Jahre und mehr alt werden? Sie wächst zum einen langsam. Daher ist ihr Holz dicht und widerstandsfähig. Außerdem können sich Linden selbst regenerieren und zum Beispiel durch Blitz geschädigte Teile nachwachsen lassen. Ihr Wurzelsystem ist tief und weitverzweigt, sodass sie auch in Trockenperioden – besonders die Winterlinde – noch an ausreichend Wasser herankommt.

Jetzt aber ein Geheimnis, das ich sonst nur vom Baobab-Baum kenne, über den ich zwei Bücher geschrieben habe: Alte Bäume verjüngen sich selbst und sorgen damit für Langlebigkeit. Man spricht von Kernholzzersetzung: Im Innenraum des Baumes bildet sich allmählich ein Hohlraum, die Bäume vermorschen, weil sie – im Gegensatz zu Eichen, Buchen u. a. – kaum fäulnishemmende Gerbstoffe einlagern. Dies gibt dem Baum die Möglichkeit, Innenwurzeln (sprossbürtige Wurzeln) zu entwickeln, die sich im Boden verankern. Gleichzeitig sprießen neue Äste, die einen weiteren Stamm und eine neue Krone bilden, grünen und blühen, wenn die alte abstirbt.

In Schenklengsfeld, Bundesland Hessen, findet man den ältesten Baum Deutschlands. Die Sommerlinde wurde im Jahr 760 gepflanzt und hat damit (2024) ein unglaubliches Alter von 1264 Jahren.[40] Die Linde von Heede im Emsland (»Dicke Linde« genannt) ist einer der

Luisen-Tanzlinde

Im ehemaligen Gutspark von Galenbeck, Mecklenburg-Vorpommern (D)

- Holländische Linde *(Tilia x europaea L.)*
- **Stammumfang:** ca. 4 Meter
- **Höhe:** ca. 14 Meter
- **Alter:** ca. 200–250 Jahre

ON TOUR

Der außergewöhnliche und mächtige Baum ist vermutlich die einzige (erhaltene) Tanzlinde in Norddeutschland. Der Tanzboden liegt auf einem achteckigen Fachwerkgerüst in drei Metern Höhe und bietet rund 24 Personen Platz. Mithilfe öffentlicher Fördermittel wurde die Konstruktion in den letzten Jahren saniert. Der Galenbecker Tourismusverein hat außerdem für eine gute Beschilderung gesorgt, damit das einzigartige historische Kleinod leicht gefunden und in seiner Geschichte verstanden wird.

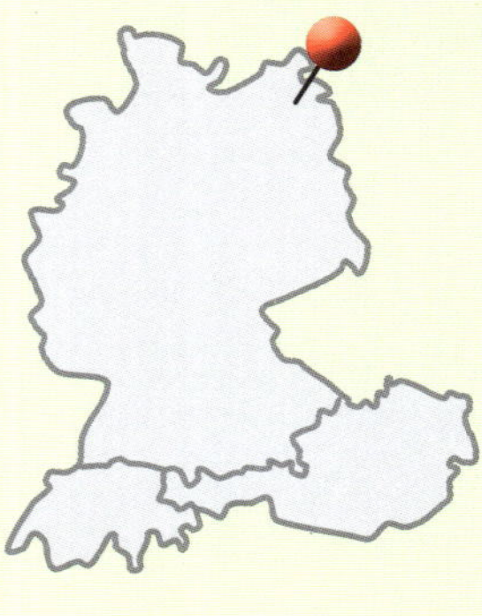

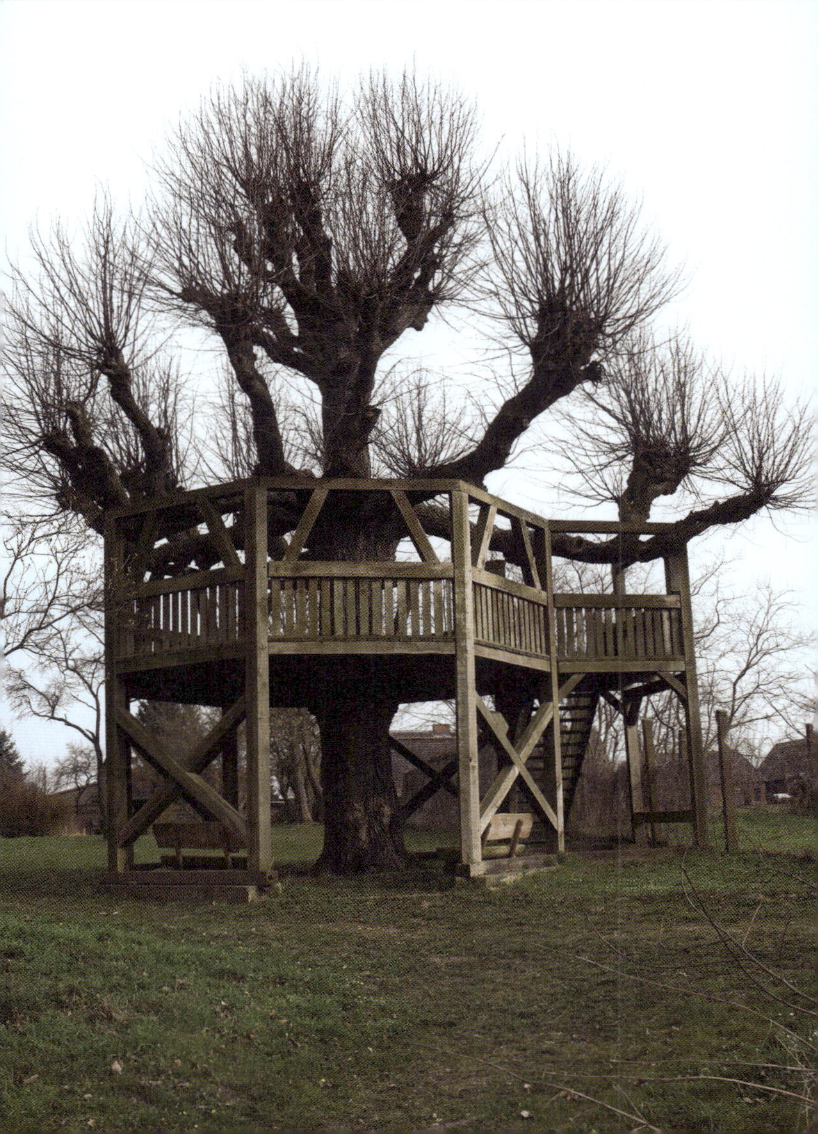

Nationalerbe-Bäume Deutschlands. Ihr Alter wird auf rund 800 bis 1000 Jahre geschätzt.[41] Im Westonbirt Arboretum in der Nähe von Gloucester stehen im Silk Wood die ältesten Lindenbäume Englands. Sechzig stattliche Linden im Umkreis von 16 Quadratmetern sind die Klone einer Lindenurmutter, entstanden aus sprossbürtigen Wurzeln, die nach neuesten Messungen bereits etwa 6000 Jahre alt ist. Die Silk-Wood-Linden gehören damit zu den ältesten Lebewesen der Erde.[42]

Unterschiede Sommer- und Winterlinde

Die Sommerlinde wird bis zu 40 Meter hoch, die Winterlinde nur 30 Meter, danach wächst sie nur noch in die Breite. Die Sommerlinde blüht ab Ende Juni, die Winterlinde 2 Wochen später, ab Mitte Juli. Die Sommerlinde sondert je Blüte bis zu 2,3 Milligramm Zucker als Nektar ab, die Winterlinde hingegen nur 1,9 Milligramm. Die Sommerlinde hat bis zu 15 Zentimeter große Blätter, die unterseits weich behaart sind und in den Nervenwinkeln weißliche Bärtchen aufweisen. Die Blätter der Winterlinde werden nur bis zu 10 Zentimeter lang, sie sind nicht behaart oder wollig, ihre Nervenlinien sind rötlich, wie auch ihre Bärtchen in den Nervenwinkeln. Die Blätter der Sommerlinde sind oberseits grün und unterseits frischgrün, während die Blätter der Winterlinde dicklich sind und oberseits dunkel-, unterseits blaugrün gefärbt sind.

INFO

HERRLICHE ALLEEN

Die längste Lindenallee ist die zwei Kilometer lange, vierreihige Herrenhäuser Allee, die Hannover mit Herrenhausen verbindet. Die wahrscheinlich älteste ist die Lindenallee in Tübingen, deren älteste Bäume seit dem frühen 16. Jahrhundert dort stehen.[43] Und wer kennt sie nicht, die prächtige Berliner Allee »Unter den Linden«, im 17. Jahrhundert als Verbindung zwischen Schloss und Tiergarten gepflanzt und seit Anfang des 19. Jahrhunderts weltberühmt.

Lindenallee bei Bargfeld-Stegen in Schleswig-Holstein im Herbst.

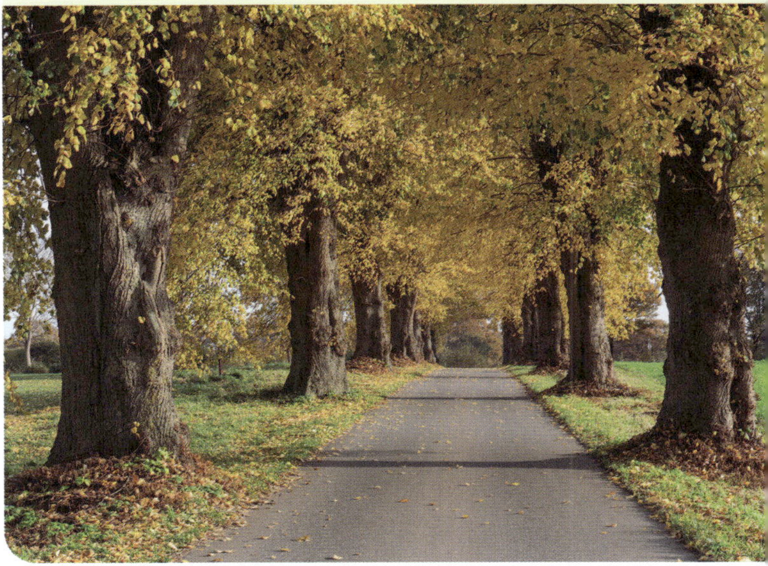

Insgesamt sind die Blätter der Winterlinde wesentlich dunkler als die der Sommerlinde. Die größeren Samenkapseln der Sommerlinde sind nicht zerdrückbar, die kleineren der Winterlinde sind leicht zu zerquetschen. Die Knospen der Winterlinde sind kahl, die Knospen der Sommerlinde behaart. Die Sommerlinde wurde vor allem als Dorflinde angepflanzt, die Winterlinde als Schutzbaum bei Bauernhöfen oder für die Ernte zur Teeherstellung. Die Winterlinde kann noch viel tiefer als die Sommerlinde auch auf lockeren Schuttböden oder staunassen Böden wurzeln und ist daher im Alpenraum eine sehr wichtige Baumart für Wälder, die Schutz gegen Steinschlag bieten sollen.[44]

	SOMMERLINDE	WINTERLINDE
Höhe	max. 40 Meter	max. 30 Meter, danach nur noch Wachstum in die Breite
Blätter	max. 15 cm lang, unten weich behaart, weißliche Bärtchen in den Nervenwinkeln; oben grün, unten frischgrün	max. 10 cm lang, dicklich, keine Behaarung, rötliche Nervenlinien, rötliche Bärtchen in den Nervenwinkeln, oben dunkel-, unten blaugrün
Blütezeit	ab Ende Juni	ab Mitte Juli
Knospen	behaart	kahl
Zuckergehalt des Nektars	max. 2,3 mg/Blüte	max. 1,9 mg/Blüte
Samenkapseln	hart, nicht zerdrückbar	kleiner, weicher, leicht zu zerquetschen

	SOMMERLINDE	WINTERLINDE
Zweck	Dorflinde	Schutzbaum, Teeherstellung
Robustheit	bevorzugt Wärme, feuchte Lagen sowie tiefgründige und nährstoffreiche Böden; anfällig für Frost, Lufttrockenheit, Dürre, Luftverunreinigung und Versalzung des Bodens	verträgt auch Frost und Trockenheit, geringere Wärmeansprüche, kann tiefer wurzeln, auch auf lockeren Schutt- und staunassen Böden

Die Linde als Bienen- und Insektenweide

Die Linde schenkt unzähligen Insekten Lebensraum und Futter. Bekannt und beliebt ist der Lindenblütenhonig. Wenn eine Linde blüht, scheint sich der ganze Baum zu bewegen und zu summen. Es gibt zur Blütezeit keine bessere Bienenweide als die Sommer- und die Winterlinde. Bienen nutzen das reichliche Angebot an Nektar und Pollen; nach wie vor empfehlen die europäischen Imkerverbände Winter- und Sommerlinde als mit Abstand wichtigstes Bienennährgehölz.[45]
Kaiser Karl der Große hatte verordnet, dass bei jedem Hof eine Linde als Bienenweide gepflanzt werden müsse. Honig war damals der einzige Süßstoff. Im Mittelalter forderten Kaiser und Kirche einen hohen Honig- und Wachszins. Die Bienenväter hießen damals Zeidler oder Beutler. Um Wildbienenvölker anzulocken, schnitten sie mehrere Höhlungen in den Lindenstamm und verschlos-

sen diese mit einem Brett, in das sie ein Flugloch gebohrt hatten. Die Bienen wurden dann ausgeräuchert, bevor Beutler Honig und Wabe aus der Höhlung (»Beute«) entnehmen konnten.[46]
Blattläuse sind Pflanzensauger und befallen gern Linden, weil diese reichlich und nährstoffreichen Pflanzensaft führen. Überschüssigen Zucker scheiden die Blattläuse als Kot aus. Dieser zuckerhaltige Honigtau wird von Bienen und anderen Insekten wie Ameisen gesammelt. Im Gegensatz zum Blütenhonig kristallisiert Honigtauhonig (Waldhonig), der hauptsächlich aus den Ausscheidungen der Blattläuse und anderen Pflanzensaft saugenden Insekten besteht, nicht.
Auf der Linde leben aber noch weitere Insekten, etwa die Raupen von Schmetterlingen und Faltern wie Lindenschwärmer, Gespinstmotte, Nagelfleck, Linden-Blütenspanner und Linden-Gelbeule. Sie sind größtenteils Blattfresser und ernähren sich von den Blättern und Knospen der Linde; der Linden-Blütenspanner ernährt sich im Raupenstadium fast ausschließlich von den Blüten der Linde. Auf den Linden Mitteleuropas kommen einundsiebzig verschiedene Großschmetterlingsarten vor.[47] Auch Käfer wie die Lindenwanze leben auf Lindenbäumen. Des Weiteren Florfliegen, die sich wie Marienkäfer von Blattläusen ernähren.
Nicht nur Honigbienen, sondern auch Wildbienen wie Hummeln leben vom Lindenpollen. Der Pollen ist auch für Goldfliegen und Schmeißfliegen gut erreichbar. In der

Linde gibt es natürlich auch Vögel, welche die Insekten fressen und dort Nistplätze finden. Dazu zählen Hohltauben oder Singvögel wie Meisen und Amseln, aber auch Greifvögel und Eichelhäher, Kleiber, Grünfinken und Dompfaffen. Die Linde spielt als Insektenweide und Lebensraum für Insekten und insektenfressende Vögel daher eine wichtige ökologische Rolle.
Die Samen oder Früchte werden von dreizehn Vogelarten gefressen wie Grünling, Kernbeißer, Fichtenkreuzschnabel, Buchfink, Bergfink und Kleiber, Kohl- und Tannenmeisen. Hohle Linden sind eine wichtige Herberge für Fledermäuse, Bilche, höhlenbrütende Vogelarten und Käferarten wie der Eremit, und Waldkäuze brüten gern in Baumhöhlen der Linde.

Ein Taubenschwänzchen an den Blüten einer Linde

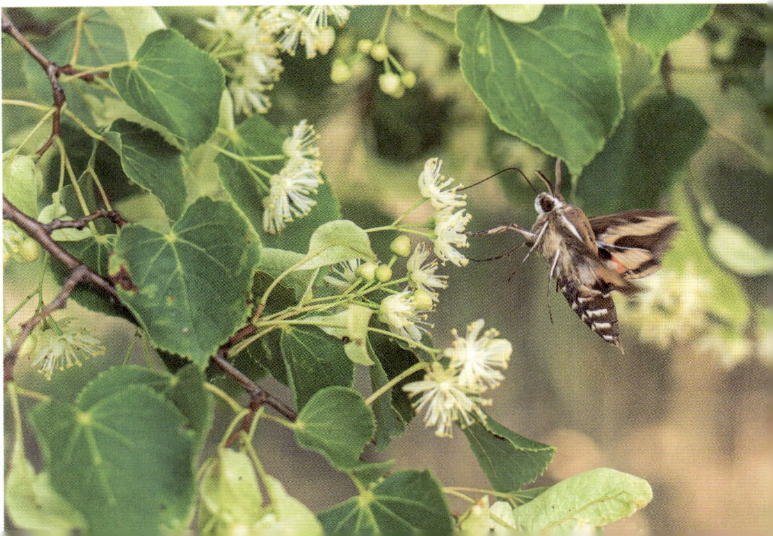

»1000-jährige« Linde

Im Schlosspark Pottendorf, Niederösterreich (A)

Alter: über 700 Jahre

Ganz still hat die alte Linde, die im Schlosspark auf einem kleinen Hügel gegenüber der Schlosskapelle steht, dem Treiben der letzten Jahrhunderte zugesehen. Der Legende nach soll unter ihr ein Ritter in silberner Rüstung begraben liegen. Das Alter der Pottendorfer Linde wurde bereits 1918 auf über 600 Jahre geschätzt, 1928 wurde sie zum Naturdenkmal erklärt. Ihre ehemals gewaltige Größe ist im Laufe der Zeit auf ein Maß geschrumpft, mit dem sie auch in einem durchschnittlichen Garten Platz finden würde. Obwohl die Baumgreisin fast nur noch aus Rinde besteht, schafft sie es im Frühjahr immer wieder, frisches Grün hervorzubringen.
»Ein leiser Triumph der Natur durch eine Linde, die schon altersschwach war, als unsere Urgroßeltern gerade geboren wurden«, schreibt ein Besucher.[48]

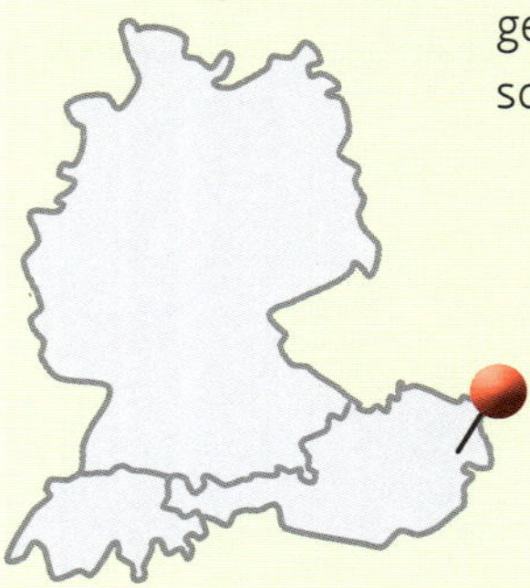

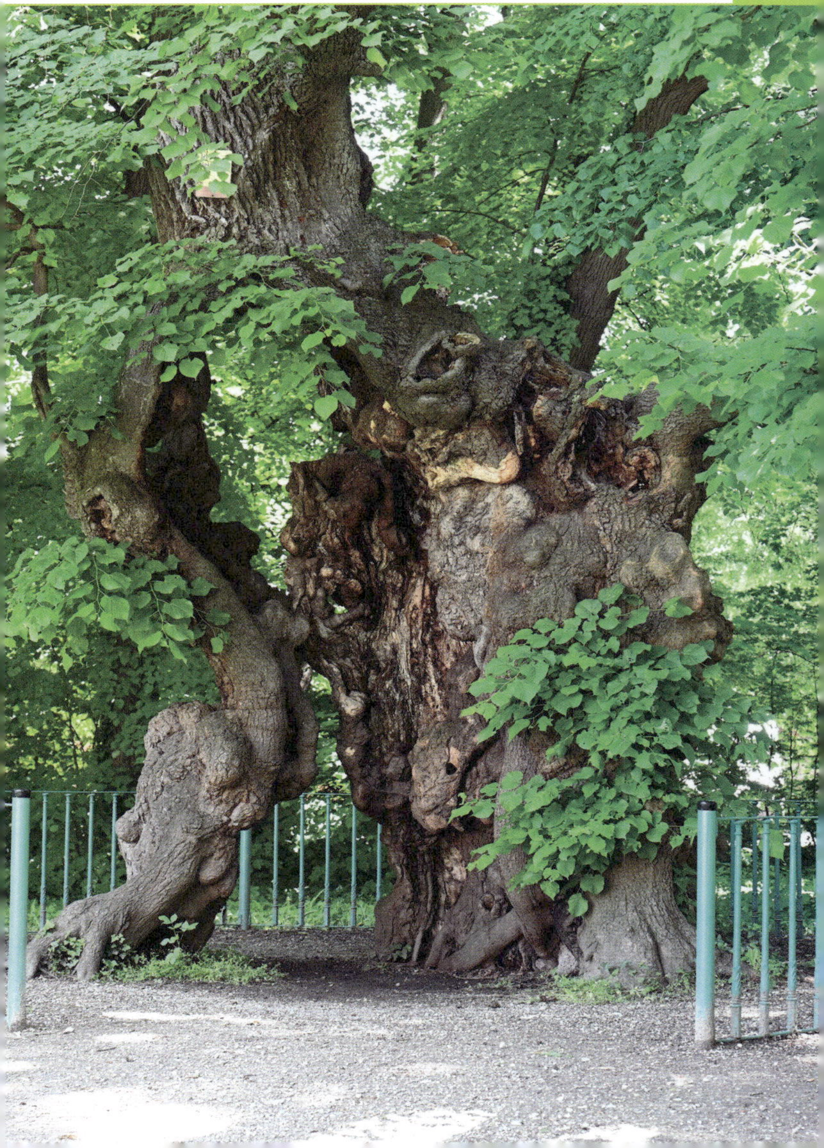

INFO

LÄRM- UND BODENSCHUTZ

Zur Lärmbekämpfung hat sich besonders die Sommerlinde bewährt und wird daher bevorzugt als Lärmschutzbaum angepflanzt. Durch die größere Blattspreite im Vergleich zur Winterlinde wird eine Lärmverminderung von bis zu 10 Dezibel erreicht.[49] Beide Lindenarten eignen sich für den Uferschutz von Flüssen und Seen und werden auch für Windschutzpflanzungen verwendet. Die Sommerlinde weist unter allen untersuchten Baum- und Straucharten außerdem das wirksamste Staubfangvermögen auf.[50]

Die Linde gilt als »Perle der Laubmischwälder«.[51] Sie ist der klassische Straßen-, Park- und Alleebaum. Leider vertragen beide heimische Arten Luftschadstoffe schlecht, weswegen vermehrt die Silberlinde *Tilia tomentosa L.* in Städten und an Straßen gepflanzt wird, die resistenter gegen Schädlinge und Umweltgifte ist.

Der Anteil der Lindenbäume im Laubmischwald geht seit Jahrhunderten zurück. Seit Kurzem werden sie wieder vermehrt angepflanzt, oft neben Eichen, weil sie dank ihres Herzwurzelsystems rutschigen und steinigen Boden verfestigen und der reichliche herbstliche Laubfall dem Boden viel Feuchtigkeit schenkt, wichtig in Zeichen der Klimaerwärmung und Trockenperioden, die unseren Wäldern zusetzen.[52]

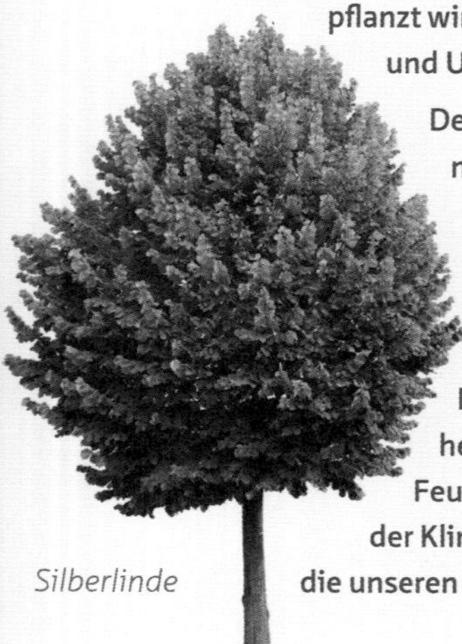

Silberlinde

Linden selbst anpflanzen

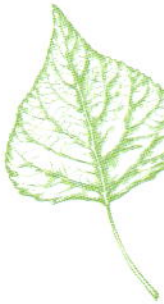

»Pflanz einen Baum.
Und kannst du auch nicht ahnen,
wer einst in seinem Schatten tanzt,
bedenke Mensch:
Es haben deine Ahnen,
eh' sie dich kannten,
auch für dich gepflanzt.«
Max Bewer

Es ist ein schönes Gefühl, einen Baum zu pflanzen, der solche Heilkraft wie die Linde besitzt und in dessen Schatten Ihre Kinder und Enkelkinder sitzen können.
Ich empfehle eine Winterlinde, weil sie keine großen Ansprüche an den Boden hat und auch das Stadtklima und kürzere Trockenperioden gut verträgt. Sommerlinden sind deutlich anspruchsvoller als Winterlinden und mögen gleichmäßig feuchte, tiefgründige und nährstoffreiche Böden. Sie sind wärmeliebend und anfällig für Frost, Lufttrockenheit, Dürre, Luftverunreinigung und eine Versalzung des Bodens. Daher sind sie nur für bestimmte Standorte gut geeignet.
Die Informationen in diesem Kapitel habe ich der Website von Plantura Garden[53] entnommen, die alle erwähnten Lindensorten anbietet und in meinen Augen tolle und sehr hilfreiche Informationen zum Thema »Lindenblüten und -blätter: Sammeln, Verwenden und

Wirkung« sowie »Lindenbaum: Pflanzen, Schneiden und Vermehren« gibt.
Bedenken Sie, dass die Krone einer Linde sehr ausladend wird, und planen Sie daher genug Platz ein. Die Winterlinde *Tilia cordata L.* »Greenspire« wird bis zu 20 Meter hoch und gilt als sehr trocken- und hitzeverträglich. Ihre Krone kann bis zu 13 Meter breit werden. *Tilia cordata L.* »Rancho« erreicht nur maximal 12 Meter und ist daher gut für viele Gärten geeignet. Die Krone kann bis zu 8 Meter breit werden, und »Rancho« wird wenig von Blattläusen befallen. Die kleinste Sorte der Winterlinden ist *Tilia cordata L.* »Monto«. Diese Minilinde wird nur maximal 5 Meter hoch, und ihre Krone ist kugelförmig. Allerdings blüht und fruchtet diese Sorte nur selten, und sie ist anfällig für die Blattfleckenkrankheit.
Wer sich für eine Sommerlinde entscheidet, hat ebenfalls die Auswahl für Sorten, die auch in einen kleineren Garten passen. *Tilia platyphyllos L.* »Fastigiata« wächst schlank in Pyramidenform. Sie schafft zwar bis zu 30 Meter, bleibt aber mit einer Kronenweite von nur 4 Metern sehr schlank. *Tilia platyphyllos L.* »Zelzate« wächst nur 12 bis 20 Meter hoch, das aber sehr schnell. Die eiförmige Krone wird nur maximal 5 Meter breit, und der Baum gilt als sehr krankheitsresistent. *Tilia platyphyllos L.* »Örebro« wurde 1935 in Schweden gezüchtet. Sie wächst bis zu 18 Meter hoch und bildet eine eirunde Kronenform. Diese Sorte blüht reich und duftet intensiv. Die Holländische Linde *Tilia x europaea L.*, eine natürli-

che Kreuzung aus Sommer- und Winterlinde, wird bis zu 40 Meter hoch und hat eine eher breite Kronenform. Sie ist frostresistent, aber anfällig für Blattlausbefall. Wegen ihrer Größe kommt sie bei Platzmangel nicht infrage.

INFO

FÜR KLEINE GÄRTEN

Empfehlenswert ist die Henry-Linde *Tilia henryana L.* Sie stammt ursprünglich aus den mittleren Regionen Chinas, in Europa kommt sie nur vereinzelt in Gärten und Anlagen vor. Sie wird 8 bis 12 Meter hoch und blüht spät von August bis September. Daher ist sie bei Imkern sehr beliebt. Sie schenkt oft schon im zweiten Standjahr wunderschöne Blüten. Diese sind cremig-weiß und duften angenehm süßlich. Den Vorteilen einer Blüte bis in den Herbst hinein und des kompakten Wuchses steht der Nachteil entgegen, dass diese Lindenart nur bis minus zwölf Grad frostresistent ist und daher in jungen Jahren einen Winterschutz braucht.

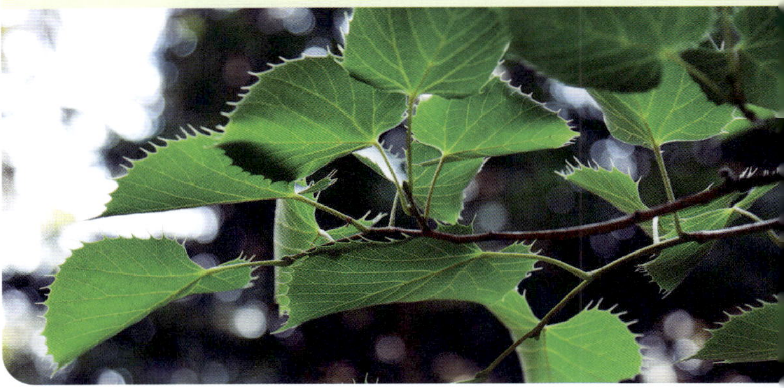

Wie gelingt es?

Die beste Pflanzzeit ist der Herbst, vor den ersten Frösten. Das Pflanzloch sollte mindestens so groß sein wie der Wurzelballen. Mischen Sie den Erdaushub besonders für die Sommerlinde mit guter Erde oder Kompost, um die Bodenqualität zu verbessern. Bei Ballenware öffnen Sie nur das Ballentuch oder die Drahtballierung. Topfware topfen Sie aus und setzen die Pflanze so ein, dass der Wurzelhals bündig mit der Bodenoberfläche abschließt. Geben Sie bei großen Lindenbäumen zwei Pfähle für die Baumanbindung in die Erde. Füllen Sie das Pflanzloch mit der Erdenmischung, und drücken Sie sie mit Ihrem vollen Körpergewicht fest an. Modellieren Sie aus überschüssiger Erde einen Gießring, und gießen Sie den Baum großzügig an. Im Folgejahr sollten Sie den Baum bei Trockenheit mit Wasser versorgen.
Natürlich können Sie einen Lindenbaum auch im Topf gedeihen lassen, der aber mindestens 600 Liter fassen sollte. Der Baum sollte regelmäßig gegossen und im Winter mit einem Jutesack oder anderen geeigneten Maßnahmen vor Frost geschützt werden.

Am Brunnen vor dem Tore

Am Brunnen vor dem Tore
Da steht ein Lindenbaum:
Ich träumt in seinem Schatten
So manchen süßen Traum.

Ich schnitt in seine Rinde
So manches liebe Wort;
Es zog in Freud und Leide
Zu ihm mich immer fort.

Ich mußt auch heute wandern
Vorbei in tiefer Nacht,
Da hab ich noch im Dunkel
Die Augen zugemacht.

Und seine Zweige rauschten,
Als riefen sie mir zu:
Komm her zu mir, Geselle,
Hier findst du deine Ruh!

Die kalten Winde bliesen
Mir grad ins Angesicht,
Der Hut flog mir vom Kopfe,
Ich wendete mich nicht.

Nun bin ich manche Stunde
Entfernt von jenem Ort,
Und immer hör ich's rauschen:
Du fändest Ruhe dort!

Wilhelm Müller (1794–1827)

ON TOUR

Linner Linde

Am Ortseingang von Linn, Bözberg, Kanton Aargau (CH)

- Sommerlinde *(Tilia platyphyllos)*
- **Stammumfang:** rund 11 Meter
- **Höhe:** ca. 25 Meter
- **Alter:** ca. 800 Jahre

Der Legende nach soll die Linner Linde – im Aargauer Volksmund »d' Lende vo Lenn« – von einem der letzten überlebenden Dorfbewohner gestiftet worden sein, als die Pest im 16./17. Jahrhundert hier besonders heftig wütete. Das tatsächliche Alter des prächtigen Baumes widerlegt diese Überlieferung jedoch.
Mit ihren 800 Jahren zählt die Linner Linde zu den ältesten Bäumen der Schweiz. Sie liegt direkt am Ortseingang und ist auch heute noch ein gern besuchter Treff- und Aussichtspunkt, außerdem beliebtes Fotomotiv und Ausgangspunkt zahlreicher Wanderwege.

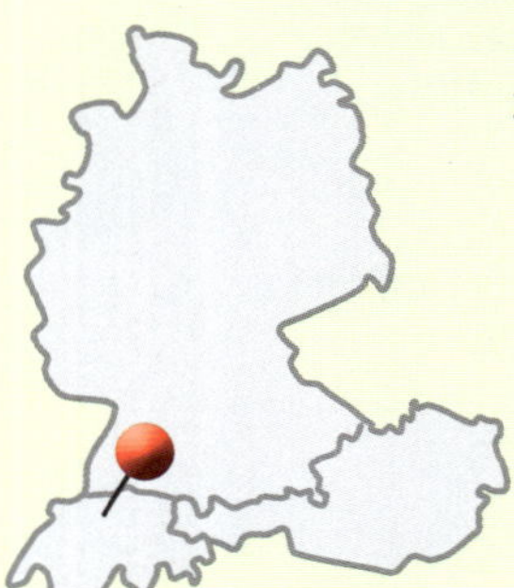

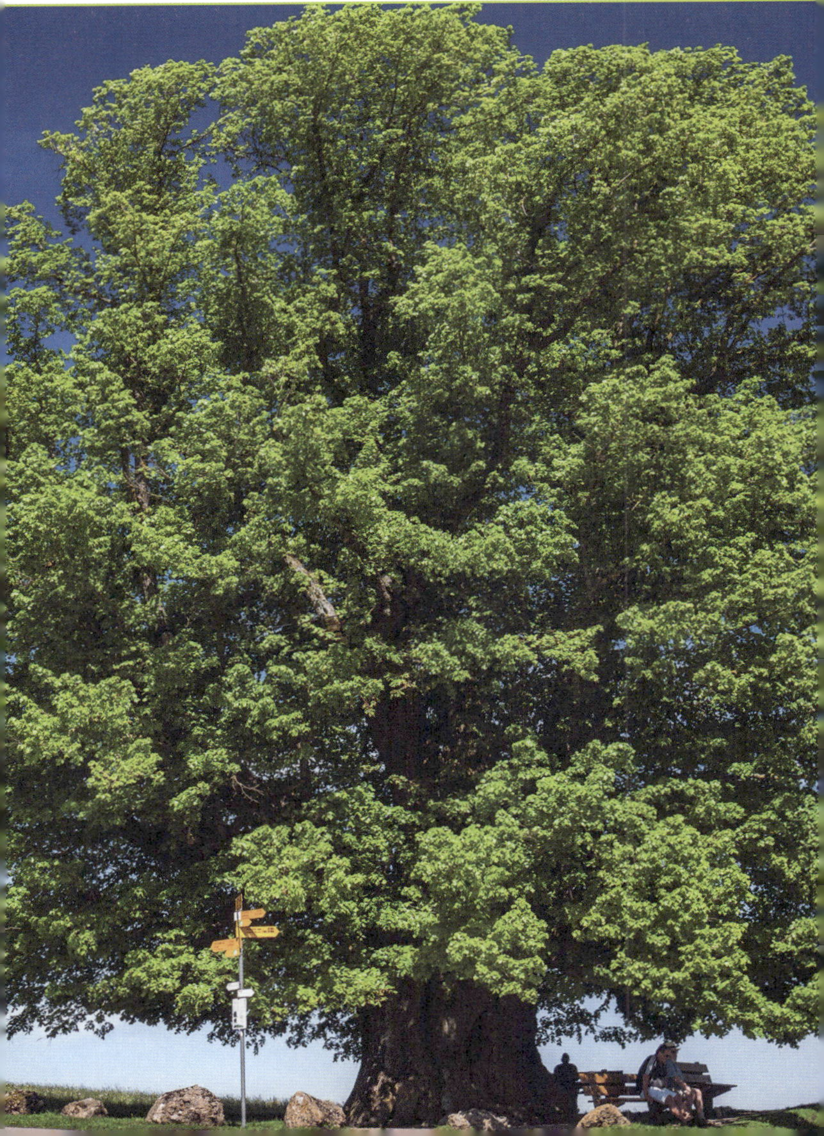

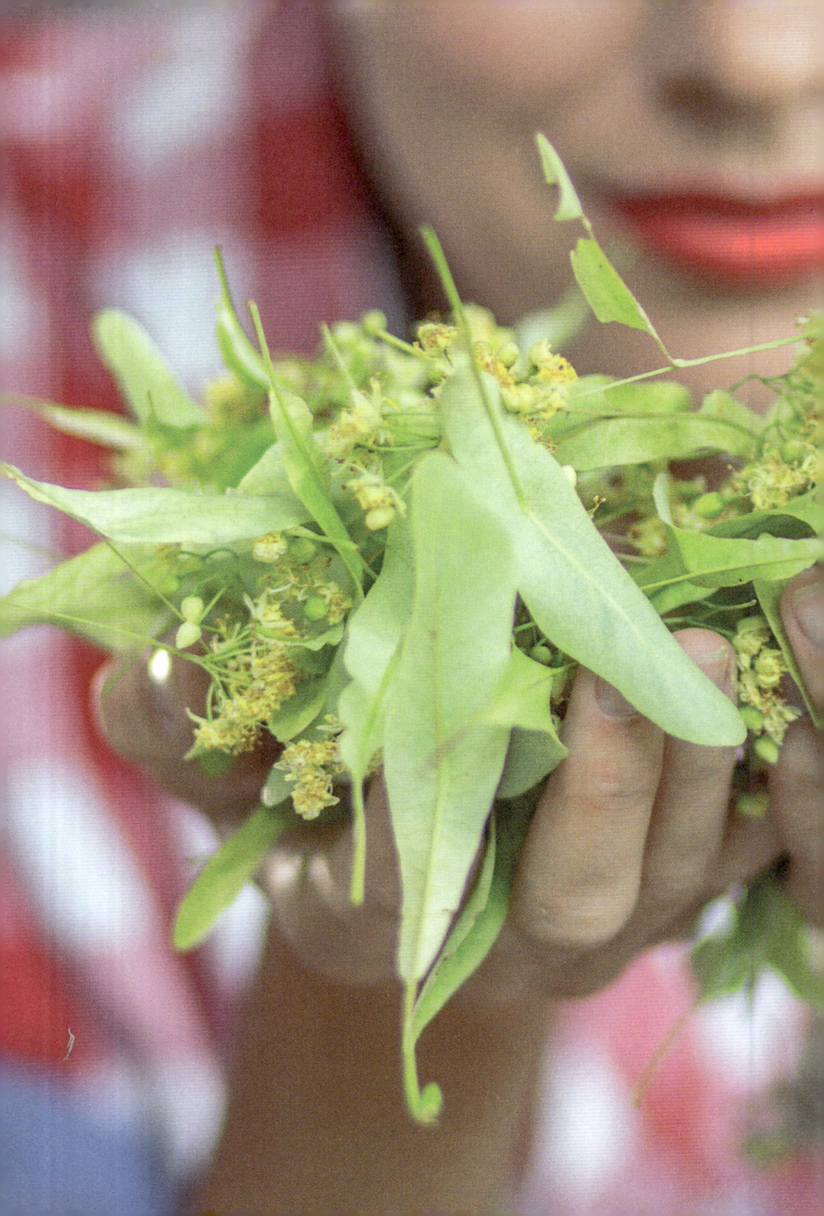

Gesund und fit mithilfe der Linde

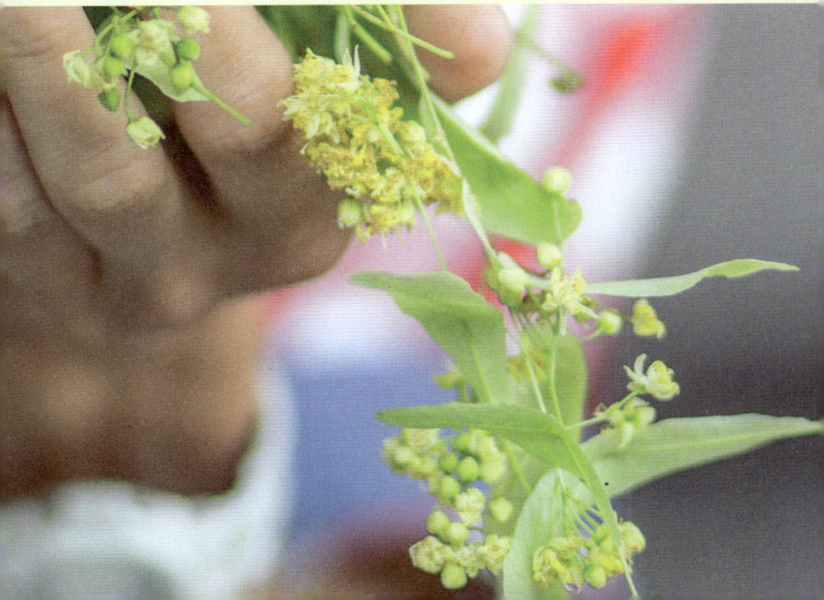

Die Inhaltsstoffe der Linde

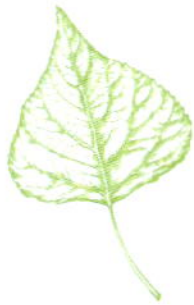

»Ich atmet' einen linden Duft!
Im Zimmer stand ein Zweig der Linde,
ein Angebinde von lieber Hand,
wie lieblich war der Lindenduft.«
Friedrich Rückert

Die Blüten – ein dickes Plus für Seele und Gemüt

Wichtig ist es, Lindenblüten samt hellem Hochblatt und Blütenstielen zur richtigen Zeit, nämlich zur Vollblüte, zu ernten – einen Tag, längstens vier Tage nach Beginn der Blühphase –, um den optimalen Wirkstoffgehalt der Blüten zu gewährleisten. Der Duft der Blüten ist zu dieser Zeit besonders lieblich und honigsüß. Bisher wurden etwa sechzig unterschiedliche Inhaltsstoffe dokumentiert.[54]

Folgende Stoffe werden als Hauptbestandteile von Lindenblüten nachgewiesen: 0,04 Prozent ätherisches Öl mit dem angenehm duftenden Farnesol, etwa 10 Prozent Saponine oder Schleimstoffe (Polysaccharide), außerdem Gerbstoffe und Flavonoide (hier sind vor allem Quercitrin, Rutin, Hyperosid, Tiliracin und Astragalin zu nennen).[55]

Farnesol ist eine farblose Flüssigkeit, deren blumiger Duft an Maiglöckchen erinnert. Auch Anis und Rosenöl enthalten Farnesol. Der antibakterielle Wirkstoff wird Kosmetika auch wegen seines Dufts zugesetzt. Farnesol ist ein Anti-Pilzmittel und arbeitet antientzündlich zum Beispiel bei Hauterkrankungen und Arthritis. Dieses ätherische Öl hat antioxidative Eigenschaften, das heißt, es schützt die Zellen vor dem Angriff freier Radikaler. Außerdem hat Farnesol antikanzeröse (krebshemmende) Eigenschaften.

Citral verleiht den Lindenblüten einen leicht zitronigen Duft und wirkt antimikrobiell. Geraniol, ein in Geranien vorkommendes ätherisches Öl, hat einen süßen, rosenähnlichen Duft und wirkt antibakteriell und antioxidativ. In Lindenblüten findet sich auch Linalool mit seinem angenehm blumigen Geruch. Es wirkt beruhigend und entspannend auf das Nervensystem.

Cumarin ist ein Aromastoff, der zum charakteristischen Aroma der Lindenblüten beiträgt und beruhigend und krampflösend wirkt. Ätherische Öle aus Lindenblüten werden wegen ihrer positiven gesundheitlichen Auswirkungen oft in der Aromatherapie und zur Hautpflege verwendet.

Rutin ist ein Glykosid und hat stark antioxidative Eigenschaften, wirkt entzündungshemmend, verbessert die Elastizität der Blutgefäße, senkt einen zu hohen Blutdruck, beugt Krebs vor, stärkt das Immunsystem und mindert Schmerzen bei Arthritis und weiteren Gelenkerkrankungen. Tiliracin ist ein Derivat von Tyrosin, einer Aminosäure, die eine Schlüsselrolle bei der Synthese von mehreren wichtigen Botenstoffen wie Dopamin, Noradrenalin und Adrenalin inne hat. Tiliracin besitzt in ersten klinischen Studien eine stimmungsaufhellende, antidepressive und angstlösende Wirkung. Astragalin unterstützt das Immunsystem, indem es die Aktivität der weißen Blutkörperchen erhöht. Es wirkt antioxidativ und entzündungshemmend, verbessert die Cholesterinwerte und senkt einen erhöhten Blutdruck, schützt die Leber, reguliert den Blutzucker, fördert das Gedächtnis und die kognitive Leistungsfähigkeit. In der Traditionellen Chinesischen Medizin spielt Astragalin (meist in Form von Astragalus-Extrakt aus der Tragantwurzel) eine große Rolle.

Phenolsäuren gehören zu den bioaktiven Substanzen, und zwar zur Gruppe der Polyphenole. Chlorogensäure wirkt als Antioxidans und kann damit Zellschäden durch freie Radikale verhindern und reparieren. Diese Phenolsäure stärkt das Immunsystem und reduziert entzündliche Prozesse im Körper. Kaffeesäure ist ebenfalls Bestandteil der Lindenblüten, wirkt gleichfalls antientzündlich und zellschützend und unterstützt darüber hinaus die Gesundheit des Herz-Kreislauf-Systems. Protocatechusäure stärkt die Zellgesundheit und wirkt ebenfalls entzündungshemmend und antioxidativ, außerdem antiviral, antibakteriell und tumorhemmend.

Flavonoide zählen ebenso zu den Polyphenolen. Hyperosid besitzt stark antioxidative Eigenschaften, reduziert

Entzündungen und stärkt das Immunsystem. Daher hilft es bei Arthritis und Allergien. Dieses Flavonoid besitzt darüber hinaus antikanzerogene Eigenschaften, senkt einen zu hohen Blutdruck, stärkt die Blutgefäße und sorgt für einen ausgeglichenen Cholesterinspiegel. Damit beugt es Herz-Kreislauf-Erkrankungen vor. Flavonole sind eine Untergruppe der Flavonoide. Das Quercetin in Lindenblüten hat starke antientzündliche und antioxidative Eigenschaften und hemmt das Wachstum von Krebszellen. Außerdem hilft es, den Blutdruck zu regulieren, und verbessert die Gefäßgesundheit. Damit mindert es das Risiko für Herz-Kreislauf-Erkrankungen. Kaempferol in der Lindenblüte wirkt ebenfalls antientzündlich und antioxidativ, außerdem auch neuroprotektiv als Prophylaxe für Demenz,

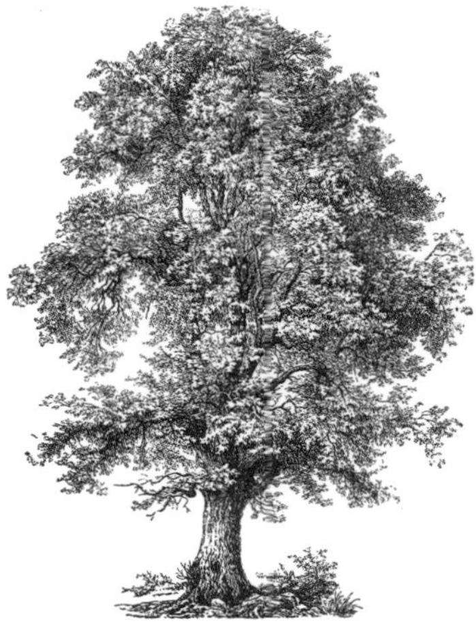

Tilia cordata aus dem Brockhaus Konversations-Lexikon 1908

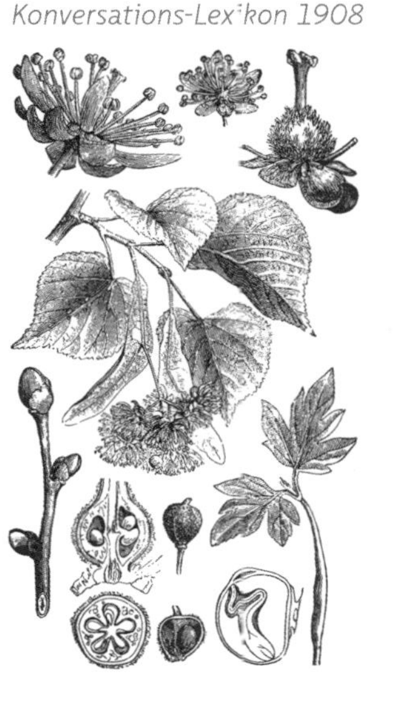

Alzheimer und Morbus Parkinson. Kaempferol stärkt die Gesundheit des Herzens, indem es die Durchblutung des Herzmuskels verbessert und einen zu hohen Blutdruck senkt. Außerdem wirkt es krebshemmend und senkt das Risiko, an bestimmten Krebsarten zu erkranken. Isoquercitrin und Quercitrin wirken entzündungshemmend, antioxidativ und gesundheitsfördernd. Beide stärken die Herzfunktion und die Gefäße. Quercetin schützt die Haut vor schädlichen UV-Strahlen aufgrund seiner antioxidativen Eigenschaften und wird daher in vielen Hautpflegeprodukten verwendet. Es kann den Alterungsprozess der Haut bremsen.

Auch Saponine gehören zu den bioaktiven Substanzen. Sie schäumen in Wasser – ähnlich wie Seife. Die Pflanzen bilden sie als Abwehrmechanismus gegen Insektenfraß, Pilze und weitere Schädlinge. Einige Saponine helfen, den Blutcholesterinspiegel zu senken, indem sie die Absorption von Cholesterin aus der Nahrung im Darm hemmen. Damit reduzieren sie das Risiko von Herz-Kreislauf-Erkrankungen. Sie wirken immunmodulierend, das heißt, sie optimieren die Immunantwort, indem sie die Aktivität von Immunzellen aktivieren und die Produktion von Antikörpern fördern. Damit beugen sie Infektionskrankheiten vor. Als Antioxidantien neutralisieren sie freie Radikale, verhindern Zellschäden, verlangsamen den Alterungsprozess und reduzieren das Risiko für die Entstehung chronischer Erkrankungen. Außerdem hemmen Saponine die Produktion von entzündungsfördernden Substanzen im Körper und lindern damit Entzündungszustände wie bei Arthritis.

Die Blätter – Viren- und Bakterienkiller

Die Lindenblätter oder *Foliae Tiliae* dienten nicht nur viele Jahrhunderte lang als Winterfutter für Ziegen und Schafe, sondern sind auch gesund für uns Menschen. Unsere Vorfahren verwendeten Lindenblätter gern und oft als Ersatz für teuren Tabak und auch als Ersatz für Schwarztee, der für die meisten lange Zeit unerschwinglich war.

Folgende Inhaltsstoffe hat man in den Blättern der Linde festgestellt: Linarin (Tiliacin), Zucker, Stärke, Pendose, Enzyme, Lipoide, Harzsäuren, Gerbstoffe (darunter Phlobaphene) und Xanthophylle (gelbe Farbstoffe, die zu den Carotinoiden zählen). Frische Blätter enthalten viel Vitamin C und eine Reihe von Mineralstoffen wie Kalium, Calcium und Magnesium.[56]

Gerbstoffe verdichten die oberste Zellschicht der Schleimhäute und verhindern damit das Eindringen von Viren und Bakterien, wirken also antiviral und antibakteriell. Durch ihre adstringierende (zusammenziehende) Wirkung können sie Entzündungsprozesse ausbremsen, Wunden desinfizieren und Blutungen stoppen. Sie wirken antioxidativ und damit zellschützend, können Durchfall verringern und Entzündungen im Magen-Darm-Trakt zum Abklingen verhelfen. Linarin

(Acacetin-7-O-Rutinosid) ist ein spezielles Flavonoid mit antioxidativen und antientzündlichen Eigenschaften. Linarin wirkt außerdem beruhigend und angstlösend und wird daher oft zur Linderung von Stress, Angstzuständen und Schlafstörungen eingesetzt. Das Flavonoid hilft auch, Magen-Darm-Beschwerden und Bauchkrämpfe zu lindern, indem es eine beruhigende Wirkung auf den Verdauungstrakt entfaltet. Linarin stärkt und schützt auch das Nervensystem und senkt das Risiko für neurodegenerative Erkrankungen wie Demenz und Morbus Parkinson.

Pendose wirkt entzündungshemmend, beruhigend und schmerzlindernd. Die Enzyme in Lindenblättern wirken antioxidativ und verdauungsfördernd.

Als weitere Flavonoide sind in Lindenblättern Quercetin, Kaempferol und einige Glykoside zu finden, sekundäre Pflanzenbegleitstoffe mit antioxidativen, entzündungshemmenden und krebsbekämpfenden Eigenschaften.

Schleimstoffe finden sich nicht nur in Lindenblüten, sondern auch in Lindenblättern. Sie wirken beruhigend und entzündungshemmend auf Schleimhäute und können bei Reizhusten und Entzündungen im Magen-Darm-Bereich helfen.

Lipoide sind organische Verbindungen mit fettähnlichen Eigenschaften. Zu den Lipoiden gehören Fette, Wachse, Steroide, Phospholipide und Fettsäuren. Sie sind strukturelle Bestandteile der Zellmembran, dienen als Energiespeicher und schützen Zellen. Außerdem sind sie

Transportmittel für fettlösliche Nährstoffe wie fettlösliche Vitamine. Sie sind auch an der Absorption von Fetten im Verdauungssystem beteiligt.
Steroide sind eine wichtige Gruppe von Lipoiden, die als Vorläufer für Hormone wie Cortisol, Östrogen und Testosteron dienen. Lipoide schützen den Körper vor übermäßigem Wasserverlust und helfen, die Körpertemperatur zu regulieren. Bestimmte Fettsäuren und Phospholipide haben entzündungshemmende Eigenschaften. Die Fettsäuren im Lindenblatt bestehen überwiegend aus gesunden ungesättigten Fettsäuren.
Harzsäuren sind organische Verbindungen – vor allem in Bäumen –, die Entzündungen lindern, antimikrobiell gegenüber Viren, Pilzen und Bakterien wirken und damit vor Infektionen schützen. Wegen ihrer antimikrobiellen und adstringierenden Wirkungen eignen sich Harzsäuren zur Desinfektion von Wunden, fördern die Wundheilung und die Regeneration der Haut. Eine Inhalation von Harzdämpfen – im Dampfbad mit Lindenblatttee – kann die Symptome von Bronchitis und Husten lindern. Harzsäuren können die Haut beruhigen, mit Feuchtigkeit versorgen und schützen. Sie werden in der Hautpflege bei Hauterkrankungen wie Ekzemen oder Schuppenflechte eingesetzt.
Die bereits erwähnten Phlobaphene, die zu den Gerbstoffen gezählt werden, sind eine Gruppe von Pflanzenpigmenten, welche die Pflanze vor oxidativem Stress und vor Schäden durch UV-Strahlung schützen. Die Studien-

lage, ob sie diese Eigenschaften auch an den Menschen weitergeben, ist noch begrenzt. Mehr weiß man von den Xanthophyll-Farbstoffen: Diese Carotinoide wirken antioxidativ, schützen die Haut vor UV-Strahlung und wirken vorzeitiger Haut- und Zellalterung sowie Sonnenschäden entgegen. Bekannt sind die Xanthophylle Lutein und Zeaxanthin besonders für die Augengesundheit. Sie blocken in der Netzhaut der Augen als natürlicher Filter schädliche UV-Strahlen ab und verringern dadurch das Risiko für alterungsbedingte Makuladegeneration AMD und Grauen Star. Sie fördern die Herzgesundheit, indem sie einen erhöhten Blutdruck senken, Blutfette abbauen und Entzündungen reduzieren.

Vitamin C, das besonders in frischen Blättern reichhaltig zu finden ist, stärkt das Immunsystem, indem es die Bildung von weißen Blutkörperchen fördert. Es verbessert die körpereigene Aufnahme von Eisen, stärkt die Blutgefäße, reguliert den Blutdruck und hemmt die schädliche Oxidation des LDL-Cholesterins. Vitamin C senkt einen zu hohen Cortisolspiegel und mildert dadurch Stresssymptome.

Die Mineralstoffe in Lindenblättern sind ebenfalls sehr gesund. Teilweise sind unsere Böden ausgelaugt, und viele Menschen sind übersäuert, man spricht von latenter Azidose. Hier kommt Kalium als Gegenspieler zu Natrium ins Spiel, Letzteres ist vor allem im Kochsalz zu finden. Kalium sorgt für ein Säure-Basen-Gleichgewicht. Die meisten Menschen nehmen über die Nahrung nur einen Bruchteil der von der DGE – Deutsche Gesellschaft für Ernährung – empfohlenen Menge von 4000 Milligramm zu sich. Unsere Vorfahren in der Steinzeit haben durchschnittlich 10 500 Milligramm Kalium über die Nahrung aufgenommen. Der Mineralstoff senkt einen zu hohen Blutdruck, ist wichtig für eine gesunde Muskelkontraktion und für die Nervenübertragung. Kalium ist wichtig für den Elektrolyt- und Wasserhaushalt. Die Nieren brauchen Kalium für die Ausscheidung von Schlacken und Säuren.

Frische Lindenblätter der Tilia cordata im Sonnenlicht

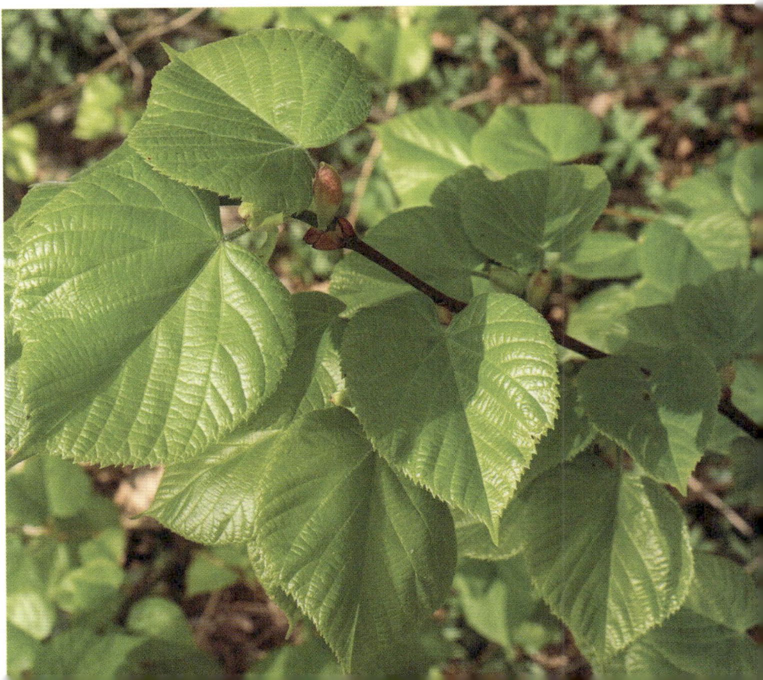

Calcium ist ebenfalls ein lebenswichtiger Mineralstoff, unter anderem als Hauptbestandteil von Knochen und Zähnen. Es dient der Kommunikation zwischen Nervenzellen, der Regulation von Hormonen und Enzymen und spielt eine wichtige Rolle in der Blutgerinnung. Calcium hilft, den Blutdruck zu regulieren. Für gesunde Knochen sollte man calciumhaltige Lebensmittel mit Vitamin D, Magnesium und Vitamin K kombinieren, dazu für ausreichend Bewegung sorgen. Magnesium und Vitamin K sind in Lindenblättern enthalten. Wir sind laut renommierter Bertelsmann-Stiftung ein Magnesium-Mangelland. Magnesium stärkt Nerven und Muskeln, fördert die Funktion von Enzymen, stabilisiert das Herz, fördert die Aufnahme von Calcium in die Knochen, reguliert den Blutzuckerspiegel und wirkt Entzündungen entgegen.

Außerdem findet sich in den Lindenblättern reichlich Chlorophyll, das ihnen die grüne Farbe gibt. Der grüne Farbstoff wirkt als starkes Antioxidans, antibakteriell, antiviral, bindet Giftstoffe wie Schwermetalle und bringt sie zur Ausscheidung, fördert die Hautgesundheit und kann daher nützlich bei der Behandlung von Hautproblemen wie Reizungen, Wunden und Akne sein. Chlorophyll bindet Körpergerüche bei Mensch und Tier und regeneriert das Mikrobiom. Es fördert die Darmgesundheit, indem es das Wachstum physiologischer Darmbakterien antreibt, Entzündungen hemmt und die Vermehrung von pathogenen Darmbakterien bremst.

Die Samen und Lindenfrüchte – Schutz vor freien Radikalen

Die Lindensamen in den Lindenfrüchten enthalten Schleimstoffe, Flavonoide, Aminosäuren, Phytosterole, Zucker, Vitamin C und E, Beta-Carotin, antioxidativ wirkendes Squalen, Gerbstoffe sowie Phenolcarbonsäuren und Mineralstoffe wie Kalium. Was die Konzentration von Vitamin E betrifft, werden Lindensamen nur noch von Weizenkeimen getoppt. Außerdem liefern die kleinen Nussfrüchte wertvolle Fettsäuren, darunter Laurinsäure und die mehrfach ungesättigte Fettsäure Alpha-Linolensäure. Der Anteil der besonders gesunden, mehrfach ungesättigten Fettsäuren beträgt rund 56 Prozent. Sie senken die Konzentration des schädlichen LDL-Cholesterins und schützen so das Herz.
Fettsäuren in Lindensamen – wie Ölsäure, Laurinsäure, Palmitinsäure und Stearinsäure – erklären die hautschützende Wirkung, weil diese in tiefere Hautschichten eindringen können. Lindenöl wird in etlichen Naturkosmetika verwendet. Ölsäure verbessert die Elastizität der Haut. Palmitinsäure hilft der Haut, Feuchtigkeit zu speichern. Vitamin E schützt die Haut vor dem Angriff freier Radikaler. Sterole wirken entzündungshemmend und antioxidativ als Hautschutz. Die Flavonoide im Lindenöl beruhigen und schützen die Haut. Die ätherischen Öle verleihen ihm einen besonderen Duft, der beruhigend und entspannend wirkt. Lindensamenöl ist

ein beliebter Bestandteil in Hautpflegeprodukten und Massageölen.

Um noch einmal einige wichtige Heilwirkungen zusammenzufassen: Die Flavonoide in Lindenfrüchten wirken antioxidativ und entzündungshemmend. Gerbstoffe wirken adstringierend und helfen bei Magen-Darm-Beschwerden. Phytosterole mindern die Resorption von Cholesterin im Darm, führen dadurch zu einem niedrigeren Cholesterinspiegel und schützen das Herz. Sie wirken entzündungshemmend und krebshemmend. Gerbstoffe wirken ebenfalls antioxidativ, entzündungshemmend, verdauungsfördernd, antimikrobiell, senken den Blutzuckerspiegel und verbessern die Insulinempfindlichkeit. Auch Phenolcarbonsäuren wie Kaffeesäure wirken antioxidativ, entzündungshemmend, herzgesund, blutzuckerregulierend und antimikrobiell.

INFO

LINDENANZUCHT MIT SAMEN

Wer aus einem Lindensamen einen Baum ziehen will, braucht Glück und Geduld. Die Samen sind Kaltkeimer und sollten daher ein paar Wochen im Kühlschrank gelagert werden. Im folgenden Frühjahr werden sie direkt ins Beet gestreut und gelegentlich gegossen. Da viele Früchte keine Samen enthalten, sollten mehrere Nüsschen verwendet werden.

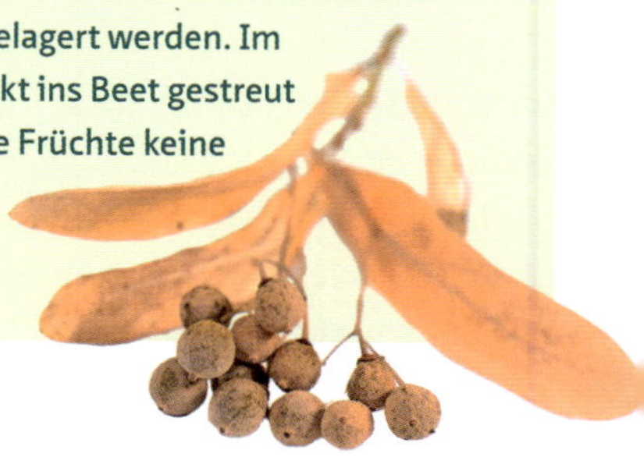

Die Wirkstoffe der Knospen

Schon unsere Vorfahren in der Steinzeit haben Knospen und Blätter von Bäumen und Sträuchern gegessen. Knospen sind nährstoffreich und versorgen uns auch im Winter mit Vitalstoffen in konzentrierter Form. Nach Professor Fritz-Albert Popp, berühmt geworden durch sein Buch *Die Botschaft der Nahrung,* enthalten Knospen besonders vielen Biophotonen. Sie schenken uns damit Lebens- und Ordnungskraft.

In den Knospen ist die ganze Kraft der Pflanze in Embryonalgestalt zu finden. Dies drückt sich auch in der Fülle und Konzentration ihrer Inhaltsstoffe aus. Die Gemmotherapie (Knospentherapie) macht sich dies zunutze (siehe Seite 79 ff.) und findet aufgrund ihrer überzeugenden Wirksamkeit immer mehr Anhänger.

Von allen essbaren Baumknospen finde ich Lindenknospen – und übrigens auch die jungen Blätter – aufgrund ihres süßlichen und leicht bitteren Aromas am schmackhaftesten. Wie auch das Holz und die Blätter enthalten die Knospen kaum adstringierende Gerbsäure wie zum Beispiel Buchen und Eichen. Mit Lindenknospen kann man auf schmackhafte Weise etwas Gutes für seine Gesundheit tun. Sie schmecken gut im Müsli, als Bestandteil von grünen Smoothies oder im Salat. Ihr Geschmack ist süßlich, nussig, grünlich-erdig. Wegen ihrer wertvollen Inhaltsstoffe würde ich die Knospen nicht erhitzen.

In den Lindenknospen finden sich Schleimstoffe, ätherische Öle, Flavonoide, Anthocyane, Cumarine, Saponine, Vitamin B_1, B_2 und C, Beta-Carotin, Gerbstoffe, Bitterstoffe, Phenolsäuren, Sesquiterpene sowie Enzyme.[57]
Darüber hinaus enthalten sie Mineralstoffe, Harze, Eiweiße, Kohlenhydrate, Chlorophyll und pflanzliche Hormone (Phytohormone). Pflanzenhormone regen die Regeneration und Zellheilung an.[58] Essbare Knospen, so die Knospen-Expertin Heike Deiters, wirken antibakteriell, wundheilend, kräftigend und entgiftend auf den menschlichen Körper.[59]
Um noch ein paar Worte über die Phytohormone der Lindenknospen zu verlieren: Auxine schenken ihre Fähigkeit, die Knospe gegen Viren, Bakterien und Pilze zu schützen, auch Mensch und Tier, die sie verzehren. Weitere Phytohormone in Lindenknospen sind Gibberelline, die fürs Längenwachstum zuständig sind, Cytokinine, welche für die Eiweißsynthese zuständig sind, und Abscisinsäure, die für die Eiweißspeicherung sorgt.[60] Auch wird durch Abscisin die Reaktion auf Stress reguliert.
Wir kommen zu den sekundären Pflanzenstoffen in Lindenknospen, welche Fressfeinde abwehren. Polyphenole wie Flavonoide und Tannine schützen den Körper vor aggressiven freien Radikalen und fördern die Entgiftung des Körpers. Isoflavone sind Phytoöstrogene und können Wechseljahresbeschwerden lindern. Sie gleichen den menschlichen Hormonhaushalt aus. Ätherische Öle wie Terpene wirken antimikrobiell und antientzündlich.

Bitterstoffe in den Knospen regen die Leber an und optimieren alle Stoffwechselprozesse. Harze und Cumarine wirken blutverdünnend. Chlorophyll sorgt für eine bessere Sauerstoffversorgung der Zellen und wirkt antibakteriell. Organische Säuren wie Zitronensäure reinigen und entschlacken den Darm. Die B-Vitamine in Lindenknospen stärken das Nervensystem. Vitamin C sorgt für ein fittes Immunsystem und verstärkt die Wirkung von Vitamin E. Mineralstoffe wie Calcium, Kalium und Magnesium sowie die Spurenelemente Eisen, Zink und Selen sorgen fürs Säure-Basen-Gleichgewicht, wirken herzstärkend und beugen Krebs vor. Aminosäuren als kleinste Bausteine aller Proteine sorgen für den Aufbau von Muskel- und anderen Zellen. Enzyme gelten als Biokatalysatoren und regulieren sämtliche Stoffwechselprozesse, aber auch die Verwertung der Nahrung und die Energieproduktion in den Mitochondrien, den kleinen Kraftwerken in unseren Zellen.

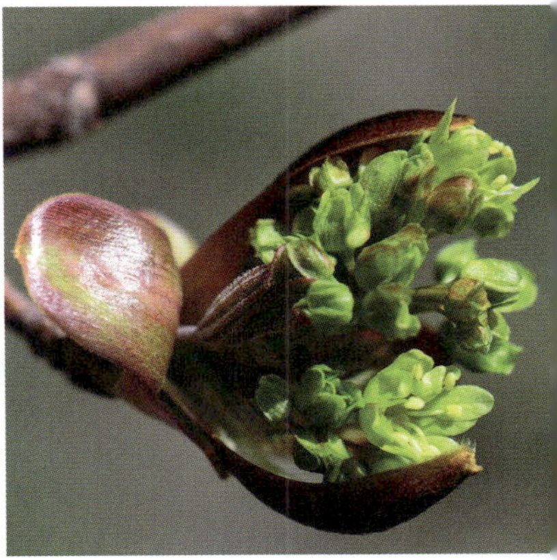

Lindenknospe

Beta-Carotin wirkt antioxidativ und sorgt für gesunde Sehkraft. Saponine in den Lindenknospen entschlacken den Körper, hemmen das Wachstum von Bakterien und

Pilzen und senken einen zu hohen Cholesterinspiegel. Sie stärken außerdem das Immunsystem und bekämpfen freie Radikale. Fraxin, ein Cumarin, wirkt günstig bei Gelenkbeschwerden. Gerbstoffe wirken antioxidativ, entzündungshemmend und blutdruckregulierend. Außerdem stärken sie das Immunsystem und wirken krebshemmend. Farnesol in Lindenknospen hemmt die Entwicklung pathogener Bakterien wie Staphylokokken und Streptokokken und wirkt ebenfalls krebshemmend.

Die Zusammensetzung der Phenole in Lindenknospen wurde 2015 untersucht. Insgesamt wurden 44 Phenole gezählt, unter anderem Kaffeesäure und ihre Derivate, Quercetin, Kaempferol, Cumarin und Apigenin. Knospenextrakte sind noch recht wenig erforscht. Die Autoren der Studie empfehlen sie wegen des hohen und gesunden Polyphenolgehalts zum Verzehr.[61] Knospen der Hundsrose, Knospen der Schwarzen Johannisbeere und Lindenknospen werden am häufigsten in der Gemmotherapie verwendet. Lindenknospen weisen den höchsten Polyphenolgehalt von den Knospen der drei Pflanzenarten auf.

Durch ihre Vitalstoffdichte brauchen wir nicht viele Knospen zu essen, um von ihren gesundheitsfördernden Wirkungen zu profitieren. Mein kleiner Enkel liebt Lindenknospen und hat sich extra die Linden seines Wohnorts gemerkt, um im Winter, wenn die Bäume kahl sind, bereits erste Knospen naschen zu können.

Gemmotherapie: Wie Lindenknospen heilen

Gemmotherapie? Ist die Behandlung mit Knospenextrakten es wert, dass ich ein ganzes Kapitel darüber schreibe? »Zufällig« hatte ich nach diesen Gedanken eine Teilnehmerin in meinem Seminar für Reikilehrer, die Expertin für Aroma- und Gemmotherapie ist. Sie überzeugte mich nicht nur mit ihren Fallbeispielen, sondern schenkte mir ein Mazerat aus Sommerlinden, dessen Wirkung ich am eigenen Leibe – und an der eigenen Seele – erleben durfte.

In der naturkundlichen Gemmotherapie – »gemma« bedeutet auf Lateinisch »Knospe« oder »Juwel« – kommen Auszüge aus frischen Knospen und Triebspitzen zum Einsatz. Warum? In ihnen ist die geballte Kraft von Blüten, Blättern und Stielen enthalten wie bei einem Embryo. Man spricht auch vom pflanzlichen Embryonalgewebe oder Meristem. Entdeckt wurde die besondere Heilkraft der kleinen Knospen von dem belgischen Arzt Dr. Pol Henry (1918–1988). Anhand zahlreicher Studien konnte er nachweisen, dass das teilungsaktive embryonale Knospengewebe eine Kraft enthält, welche die Pflanze wachsen lässt und im menschlichen Körper Stoffwechselprozesse anregt, um den Körper zu regenerieren, zu verjüngen oder zu stärken. Im Kostbarsten der Pflanze, in Knospenauszügen oder Gemmomazeraten,

findet sich die gesamte Heil- und Regenerationskraft eines Baumes.[62]
Viele Wildtiere fressen gern Knospen. Wacholder gehört zu den Knospen, die auch Menschen gern verzehren. Schon im ersten Jahrhundert nach Christi Geburt wurde bei Dioskurides die Anwendung von Pappelknospen erwähnt, die mit Schmalz zu einer wundheilungsfördernden Salbe verarbeitet wurden.[63] Viele bekannte Ärzte und Heiler des Mittelalters wie Hildegard von Bingen oder Paracelsus beschreiben in ihren Werken die heilsame Wirkung von Knospen (wie z. B. das Apfelknospenöl bei Migräne).
Der richtige Zeitpunkt für die Ernte von Lindenknospen ist gekommen, wenn sich das erste Grün in der Knospe zeigt.

Silber-, Winter- und Sommerlinde in der Gemmotherapie

Die Gemmotherapie beschäftigt sich mit den Eigenschaften von Pflanzen. Chrischta Ganz und Louis Hutter schreiben in ihrem Buch *Gemmotherapie* über die Linde: »Kein Baum hat im deutschsprachigen Raum eine so weitläufige Bedeutung wie der Lindenbaum, nicht einmal die ›heilige deutsche Eiche‹ (...) Die Linde ist eine Hüterin des Lebensquells, nur Gutes ist von ihr zu erwarten.«[64] Im Juni, wenn die Linde sich gewissermaßen zu einer einzigen riesigen Blüte verwandelt, »ist der Zeitpunkt gekommen, an dem sie Land und Leute segnet«.[65] Der süß-aromatische Duft ist nachts am stärksten und verzückt Mensch und Tier gleichermaßen.

TIPP

Gemmomittel selbst herstellen

Für 1 Gramm Knospe nimmt man 45 Milliliter Wasser, je 15 Milliliter Ethanol und Glycerin (Apotheke). Die Mischung lässt man 4 Wochen im Dunkeln ziehen und rührt sie einmal täglich um. Danach gießt man die Flüssigkeit durch einen Filter ab und füllt sie in eine Sprühflasche. Dieses Gemmomittel ist ein Konzentrat und im Dunkeln bis zu drei Jahre (!) haltbar.[66]

Präparate mit Sprühaufsatz werden nach Bedarf 2-bis 4-mal täglich in 2 Sprühstößen in die Mundhöhle gegeben, dadurch werden die Inhaltsstoffe direkt durch die Mundschleimhaut aufgenommen und überall im Körper verteilt. Es gibt auch Präparate in der Apotheke und im Internet. Meist handelt es sich um D1-Mazerate, bei denen das konzentrierte Mazerat mit neun Teilen des Auszugsmittels verdünnt und 30-mal verschüttelt wird. Tropfenpräparate werden in 1 Glas Wasser gegeben und schluckweise getrunken. Je nach Bedarf nimmt man 1- bis 3-mal täglich 20–50 Tropfen ein, beim konzentrierten Mazerat maximal 10 Tropfen.[67]

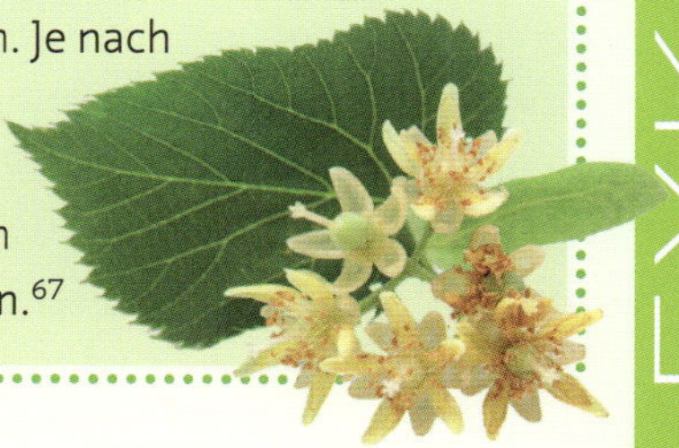

Sowohl die Sommer- als auch die Winterlinde haben eine große Bedeutung in der Gemmotherapie, und es gibt nur wenige unterschiedliche Indikationen.
Das Gemmomazerat aus Sommerlinden- oder Winterlindenknospen wirkt anregend und entgiftend aufs Stoffwechselsystem, stärkt und beruhigt das Nervensystem, entsäuert und entgiftet das Gewebe, stärkt das Immunsystem, senkt einen zu hohen Cholesterinspiegel, wirkt entzündungshemmend, fiebersenkend, schlaffördernd sowie stimmungsaufhellend und erhöht die Stresstoleranz oder Resilienz. Es dient der Lösung von Ängsten, Krämpfen und Schmerzen und als Seelentröster, auch bewährt es sich bei allen Kinderbeschwerden, die mit innerer oder äußerer Unruhe einhergehen.[68] Weitere Indikationen sind Neurosen, Nervosität, Süchte, Burnout, Angststörungen, Liebeskummer, Trauer, Wechseljahresbeschwerden, krampfartige Menstruationsbeschwerden, Entzündungen des oberen Atemtraktes, ein nervöses Herz, nervöser Bluthochdruck, chronische Darmentzündungen, Gicht und Stuhlunregelmäßigkeiten aufgrund innerer Anspannung. Auf der seelischen Ebene können wir uns in die Bedürfnisse anderer besser einfühlen und können in Konfliktsituationen auch einmal eine andere Perspektive einnehmen.[69]
Die Silberlinde wird »nur« 30 Meter hoch und 200 Jahre alt. Ihre Blätter sind unterwärts silberweiß und filzig und verfärben sich im Herbst goldgelb. Bei intensiver Sonnenbestrahlung schützt sich die Silberlinde, indem

sie ihre silbrige Blattunterseite nach oben kehrt, welche die UV-Strahlung reflektiert.[70] In der Volksheilkunde spielt die Silberlinde keine Rolle, weil Silberlinden-Blütentee ein leicht kratzendes Gefühl im Gaumen hinterlassen kann und nicht so fein schmeckt wie der von Winter- und Sommerlindenblüten.

Die Indikationen der Silberlindenknospen entsprechen denen des Knospenmazerats der Sommerlinde, sie bringt aber noch ein paar weitere Eigenschaften mit: Die Silberlinde stärkt die glatte und quer gestreifte Muskulatur, wirkt günstig bei AD(H)S (Aufmerksamkeitsdefizitsyndrom), Petit-Mal-Anfällen, Fieberkrämpfen und ständigem Bewegungsdrang. Begleitend wird das Mittel darüber hinaus bei Schilddrüsenüberfunktion, unerfülltem Kinderwunsch, Rheuma und einer Neigung zu Muskelkrämpfen eingesetzt.[71] Im Artikel über Gemmotherapie im Gesundheitsmagazin »Paracelsus« sind als Indikationen noch Albträume, Schul- und Konzentrationsschwierigkeiten, Prüfungsangst, Fibromyalgie und Schilddrüsenunterfunktion aufgeführt. Die Silberlinde wirkt offenbar ausgleichend auf die Schilddrüsenfunktion.[72]

Die Silberlinde ist wie ihre nahen Verwandten Sommer- und Winterlinde ein Baum für kleinere und größere »Seelenangelegenheiten«. In der Gemmotherapie steht die Silberlinde wegen ihrer silbrigen Blätter für das mütterlich-schützende Mondprinzip. »Die Wirkung der Silberlindenknospe ist zu vergleichen mit einer nach innen tröstenden und nach außen schützenden Umarmung einer Muttergöttin. Sie schafft somit einen sicheren Raum, in dem die Seele zur Ruhe kommt und frische Kräfte sammeln kann. Diese Eigenschaft lässt sich gut bei chronischen Erkrankungen nutzen, die mit Verbitterung einhergehen.«[73]

Peter Emmrich weist in seinem Buch *Das 1 x 1 der Knospentherapie* darauf hin, dass die Silberlinde besonders für berufstätige Frauen gut ist, die unter unbestimmter Trauer, Sorgen, Melancholie oder Nervosität leiden.[74]

Er schreibt über ein Fallbeispiel – eine zweiundachtzigjährige Frau mit Schlafstörungen, die schon vierzig Jahre andauerten. Der Autor gab der Frau neben *Tilia tomentosa*-Gemmomitteln auch das Schüßler-Salz Nr. 7 Magnesium phosphoricum D6. Nach 6 Wochen waren ihre Schlafstörungen komplett verschwunden. Dieser Erfolg war anhaltend.[75]

Ich bin dankbar, über die Recherche an diesem Buch über die Gemmotherapie gestolpert zu sein, die jetzt auch vorbeugend einen festen Platz in meinem Gesundheitsmanagement bekommen hat. Einer jungen Frau mit nervös bedingten Durchfällen und einem zwölfjährigen Jungen mit Autismus habe ich durch die Empfehlung und Anwendung von Linden-Gemmomitteln zusammen mit Reiki-Behandlungen über die Ferne sehr helfen können.

Lindenholz und Lindenkohle

Lindenholz wird auch als Heilmittel verwendet. In der traditionellen Volksheilkunde kam unter anderem äußerlich getrocknetes Splintholz *Tiliae lignum L.* zur Anwendung. Die Drogengewinnung erfolgt durch Einkochen und die Herstellung wässriger Auszüge. Als relevante Inhaltsstoffe für Zubereitungen aus Lindenholz sind Schleimstoffe, Steroide – Sterole, Beta-Sitosterin, Stigmasterol und andere – sowie Triterpene wie Squalen nachgewiesen. Als Indikationen solcher Drogenauszüge gelten Erkrankungen und Beschwerden im Leber-Gallenblasen-Bereich.[76] Aus der Rinde wird ein Tee zubereitet, der bei Blasenentzündungen hilft.[77]

Splintholz der Linde

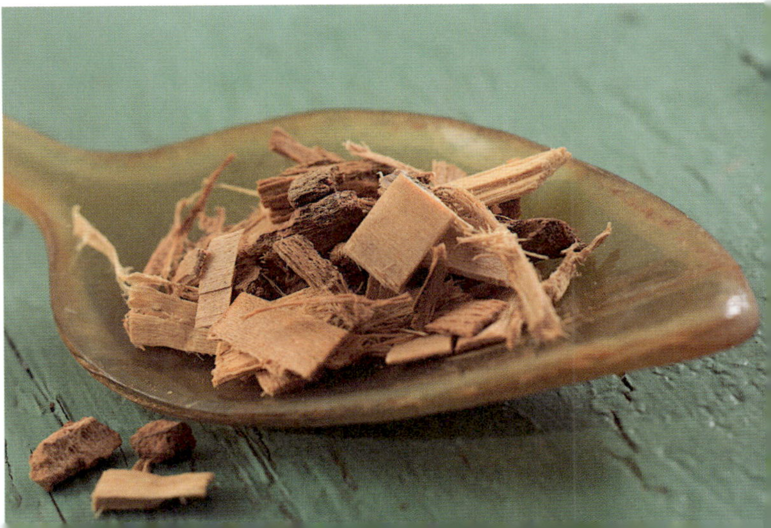

INFO

LINDENHOLZ ALS WERKSTOFF

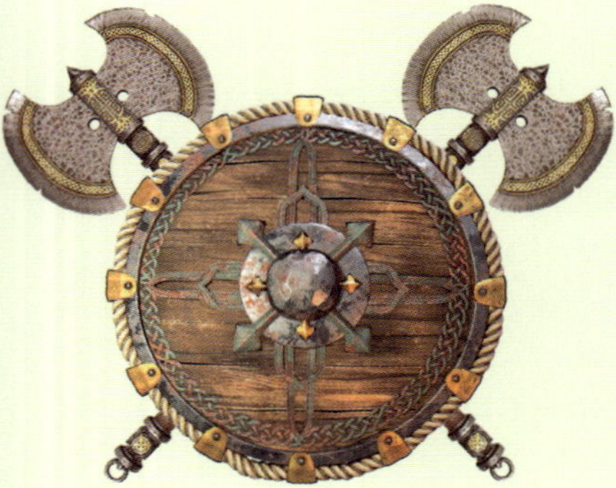

In der Edda heißt es im 32. Vers im »Lied von Rigr«, entstanden um 1270: »Da schwang er die Lanze, den Lindenschild.« Bereits in prähistorischer Zeit, im Eisenzeitalter 2500 bis 2000 Jahre vor Christi Geburt, wurden Schilde aus Lindenholz verwendet, weil sie leicht waren und wegen ihrer relativen Weichheit so manchen Schlag abfedern konnten.[78]

Lindenholz gehört zu den Holzarten, die sich leicht bearbeiten lassen. Es lässt sich in alle Richtungen gut schneiden, drechseln, hobeln, nageln und schrauben. Daher ist das Holz sowohl der Sommer- als auch der Winterlinde ein hervorragendes Drechsel-, Schnitz- und Bildhauerholz. Ist es trocken, arbeitet es kaum noch. Das Holz von Sommer- und Winterlinde ähnelt sich sehr.

Ein ganz besonderes historisches Zeugnis, wie unsere Vorfahren Lindenholz verwendet haben, ist ein 19 Meter langes Kriegsschiff aus dem Eisenzeitalter, das in Hjortspring in Jütland, Dänemark, gefunden wurde. Das Kriegsschiff besteht aus sich überlappenden Holzplanken aus Lindenholz, die mit Lindenbast eng verschnürt wurden. Das Schiff war vermutlich eine Opfergabe, gefüllt mit Schwertern und mehr als vierhundert Schilden aus Lindenholz.[79]

INFO

Im Mittelalter nutzten so berühmte Holzschnitzer wie Tilman Riemenschneider, Ludwig Schwanthaler und Veit Stoß für ihre sakralen Skulpturen, filigranen Krippenfiguren, Heiligenstatuen und Altäre ausschließlich helles und edel glänzendes Lindenholz, was diesem Holz den Namen *Lignum sacra*, heiliges Holz, einbrachte. Die Ikone der »Schwarzen Madonna« von Tschenstochau, das Nationalheiligtum der Polen, ist auf Lindenholz gemalt.[80]

Lindenholz eignet sich für die Herstellung von Holzspielzeug, Löffeln, Schüsseln, Bilderrahmen und Prothesen, für Holzpantoffel und Musikinstrumente wie Harfen oder Blockflöten, auch für Orgelpfeifen, Klaviertastaturen, Zündhölzer und Holzwolle. Weil die natürlichen Vorkommen der beiden einheimischen Lindenbäume rückläufig sind, rufen viele Forscher zu Schutzmaßnahmen für die Lindenbestände auf.

Lindenholz lässt sich leicht bearbeiten.

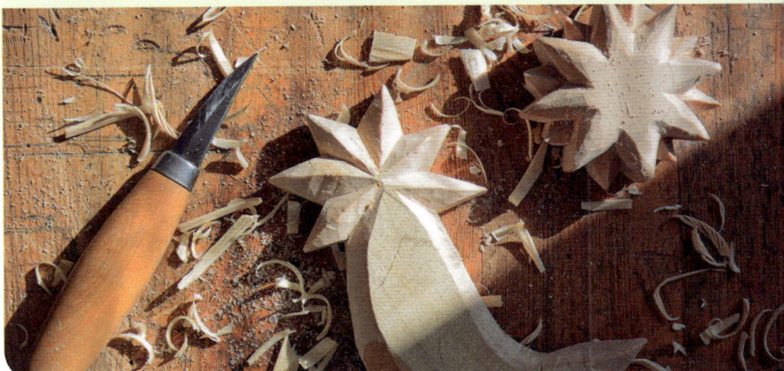

Die Lindenholzkohle ist weich und diente früher zum Zeichnen, zur Herstellung von Räucherkerzen und als Zahnpulver zum Reinigen der Zähne.[81] Als »Carbo tiliae« war Lindenholzkohle für medizinische Zwecke hochgeschätzt. Wegen ihrer antiseptischen Wirkstoffe nutzte man sie äußerlich zur Heilung schlecht heilender Wunden und Geschwüre sowie für chronische Hauterkrankungen jeder Art. Es gibt fertige Wundauflagen mit Aktivkohlekern. Folgende gesundheitlich wirksame Inhaltsstoffe wurden in der Lindenholzkohle gefunden: Kohlenhydrate, Fettsäuren wie Linol-, Palmitin-, Öl- und Linolensäure sowie Saccharose und Stigmasterol.[82] Lindenkohle und Lindenasche stellen, innerlich eingenommen, ein altbewährtes Entsäuerungsmittel dar und helfen, Schlacken aus Magen und Darm auszuleiten.[83] Lindenkohle kann bei Durchfall eingesetzt werden, weil sie Bakterien, Bakteriengifte und überschüssiges Wasser im Darm bindet. Durch die Aufnahme von Gasen hilft sie auch bei Blähungen. Weitere Indikationen sind bakterielle und virale Infektionen des Verdauungsapparats sowie entzündliche Magen- und Darmerkrankungen. Lindenholzkohle vermag etwa das Fünfzigfache ihres eigenen Gewichts an Fremdstoffen zu binden.

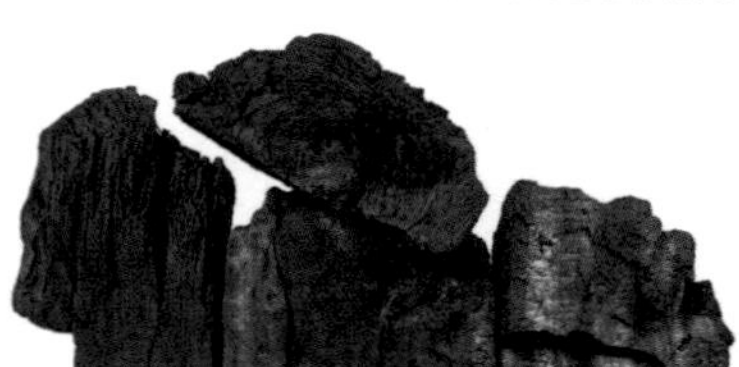

TIPP

Am besten nimmt man zur Darmreinigung kurweise über einige Wochen ½ Teelöffel Kohlepulver morgens mit reichlich Wasser ein. Man kann auch einen Einlauf mit Lindenkohle machen: Auf 1 ½ Liter Wasser wird ½ Teelöffel Lindenholzkohle gegeben und im Glas durchgeschüttelt. Danach bei innerlicher und äußerer Anwendung für eine zügige Verdauung sorgen – zum Beispiel mit eingeweichten Backpflaumen, da Lindenkohle stopft. Lindenkohle ist in der Apotheke oder im Internet erhältlich, zum Beispiel von der Firma »Die Wurzel« in Österreich.

Lindenrinde und Lindenbast

Im 15. Jahrhundert galt der Saft, der aus der Linde fließt und den unsere Vorfahren im Frühjahr durch Anbohren des Baumes gewannen, als steintreibendes und blutreinigendes Heilmittel.[84] Schon im antiken Griechenland war Lindenrindenextrakt hochgeschätzt und ist auch heute noch in Russland als Naturheilmittel beliebt. Beim Sammeln von Lindenrinde *Tiliae cortex* werden röhrenförmige, bis zu 10 Millimeter dicke bräunliche Rindenstücke schonend von jüngeren Ästen geschält. Die Schnittdroge ist geruchlos und hat einen leicht bitteren, adstringierenden Geschmack.[85]

Die Inhaltsstoffe von Lindenrinden sind unter anderem Taraxerol, ein Bitterstoff, der auch in Löwenzahn zu finden ist, und Vanillin.[86] Taraxerol wirkt entzündungshemmend, antioxidativ, gegen pathogene Pilze, antimikrobiell, antiviral und krebsvorbeugend. Vanillin wirkt ebenfalls antioxidativ und entzündungshemmend, dazu neuroprotektiv und stimmungsaufhellend. Auch die Flavonoide und Phenolsäuren in der Lindenrinde wie Chlorogensäure, Kaffeesäure und Protocatechusäure haben antioxidative und entzündungshemmende Wirkungen. Saponine (auch Seifenstoffe genannt) wirken beruhigend und reizlindernd auf Schleimhäute wie im Hals-Rachen-Bereich.

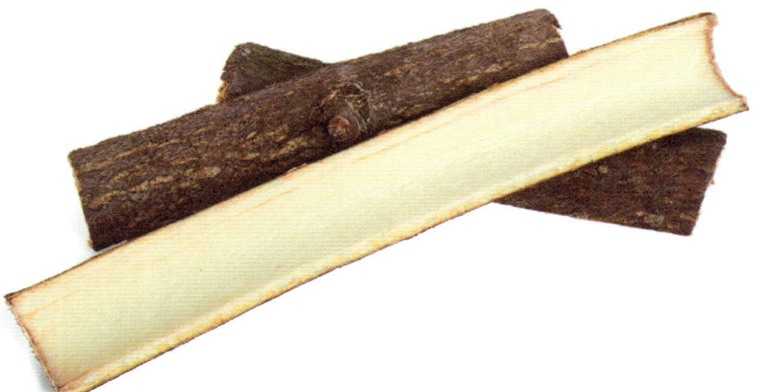

Lindenrinde wurde und wird wegen ihrer beruhigenden Wirkung, die vor allem ihrem Vanillingehalt zu verdanken ist, zur Linderung von Angstzuständen, Nervosität und Schlafproblemen eingesetzt. Sie hilft außerdem, Stress abzubauen. Nicht nur die Blüten, auch die Rinde wird zur Hustenlinderung eingesetzt, da sie entzündungshemmend und schleimlösend wirkt. Lindenrinde hilft daher auch bei Erkältungen, Grippe und Bronchitis, stärkt aufgrund ihrer Flavonoide und Antioxidantien das Immunsystem und schützt den Körper vor Infektionskrankheiten. Wegen ihrer antientzündlich wirkenden Inhaltsstoffe wird Lindenrinde auch zur Linderung von Gelenkschmerzen infolge von Arthritis oder Beschwerden des rheumatischen Formenkreises eingesetzt.

Der Bast ist ebenfalls ein altes Heilmittel. Unsere Vorfahren haben den schleimreichen Lindenbast gemörsert und die Masse auf Wunden und Geschwüre aufgelegt.[87] In kaltes Wasser geschabt, soll er als Brei bei Brandwunden die Heilung beschleunigen.[88] In einigen Kulturen wird Lindenbast in Kräutertees zur Linderung von Erkältungskrankheiten, Magenbeschwerden und Schlaflosigkeit verwendet. Lindenbast-Extrakte werden manchmal in Kosmetikprodukten wie Cremes, Shampoos und Lotionen genutzt – und zwar aufgrund ihrer beruhigenden und hautpflegenden Eigenschaften.

INFO

DER LINDENBAST ALS WERKSTOFF

Lindenbast gehörte zu den wertvollsten Materialien, die unsere Vorfahren nach der letzten Eiszeit nutzten, und war aufgrund seiner Flexibilität der wertvollste Bast aller Baumarten.[89]
Am meisten wurde Lindenbast in der Eisenzeit 2500 bis 2000 Jahre vor Christi Geburt verwendet. Als die Landwirtschaft sich verbreitete und im Zuge dieser Entwicklung Wälder abgeholzt wurden, verringerte sich auch die Nutzung von Lindenbast.[90]

Unter der Rinde bildet sich bei den *Tilia*-Arten eine vielschichtige Bastschicht: bis zu zwölf geradlinige Schichten. Für den steinzeitlichen Menschen war die mühsame Herstellung von Lindenbast ein Muss. Sie flochten daraus Schuhe und Kleider, Sattelzeug, Körbe, Matten, Decken und Stricke, stellten Bogensehnen her und nutzten den sehr geschmeidigen Bast als Näh- und Bindfaden. Lindenbast spielte auch bei den alten Römern eine Rolle. Nach Ovid wurde das Fest der Ceres mit Kranzbändern aus Lindenbast gefeiert.[91] In Griechenland verwendete man Papier aus Lindenbast.[92]

Die Gewinnung der Bastfasern war mühselig. Dazu wurde die Rinde der Linde Mitte Mai abgeschält, die Innenseite in Streifen herausgetrennt und in Büscheln in kaltes Wasser gelegt, bis sich der reine Bast löste, was meist bis Oktober dauerte.[93] Ein Baumstamm von etwa 35 Zentimetern Durchmesser liefert rund 45 Kilogramm Bast. Lindenbast ist sehr flexibel und elastisch. Daher ist er ideal geeignet für die Herstellung von Textilien, Schnüren, Netzen und Seilen. Obwohl Lindenbast so dehnbar ist, besitzt er auch eine gewisse Zugfestigkeit, und man kann ihn gut zum Flechten von

INFO

Körben und Knüpfen von Netzen verwenden. Weil Lindenbast eine weiche Textur aufweist, mag man ihn gern berühren. Daher ist er auch für Unterwäsche geeignet und weitere Textilien, die direkt mit der Haut in Kontakt sind. Der Bast der Linde hat gute Eigenschaften als Isoliermaterial. Seine Einsatzmöglichkeiten sind sehr vielseitig, auch für dekorative Zwecke. Lindenbast ist biologisch abbaubar und umweltfreundlich. Noch bis Anfang des 20. Jahrhunderts wurden im Schweizer Tessin jährlich mehrere Tonnen Lindenbast produziert und hauptsächlich an Gärtnereien und Weinbauern verkauft. Bis Mitte des 20. Jahrhunderts verwendeten die Slawen Lindenbast zur Herstellung von Schuhen.[94]

In den Geschenkboutiquen historischer Museen kann man oft Lindenbastschnur und Kunsthandwerk aus Lindenbast erwerben, etwa mit Lindenbast vernähte Rindenbehälter, wie sie aus der Jungsteinzeit bekannt sind, Lindenholzstäbe mit einer Spitze aus Hirschgeweih zur Herstellung von Feuersteinpfeilspitzen, und sogenannte Ötzi-Sticks.[95]

Noch heute wird Lindenbast aufgrund seiner Festigkeit und Flexibilität in Outdoor- und Camping-Ausrüstungen verwendet und dient zum Beispiel zur Herstellung von Seilen, Netzen oder als Material für Hängematten. Die Verpackungsindustrie nutzt Lindenbast für biologisch abbaubare Verpackungen und Tragetaschen. Die Möbelindustrie verwendet Lindenbast gelegentlich zur Herstellung von Polstermaterialien in Möbeln, Kissen und Matratzen. Zur Dekoration wird Lindenbast als Bestandteil von Blumensträußen, in handgefertigten Kunstwerken oder in DIY-Projekten für die Inneneinrichtung gebraucht.

Das sagt die Wissenschaft

Die Linde, und zwar verschiedene Teile von ihr, scheint ein Tausendsassa zu sein, was die Wirkungen auf der körperlichen Ebene betrifft. Im Deutschen Arzneibuch – anerkannt durch die Monografien der E-Kommission (Phytotherapie) des Bundesinstituts für Arzneimittel und Medizinprodukte – ist der »Lindenblütee« offiziell aufgeführt[96] und empfohlen bei Schnupfen, als Beruhigungsmittel und für Unterleibsbeschwerden. Dass die Linde bei Erkältungen hilft, weiß fast jeder. Dass sie vor allem in Südamerika als natürliches Antidepressivum und angstlösendes Mittel eingesetzt wird, war für mich neu.

Gegen Ängste und Depressionen

Immer mehr Deutsche leiden unter Angststörungen, es sind etwa 15,3 Prozent der Bevölkerung, Frauen sind mit 21,3 Prozent häufiger betroffen als Männer, Tendenz steigend.[97] Die Gruppe der Angststörungen ist die häufigste psychische Störung. Jeder Vierte leidet im Laufe seines Lebens zu irgendeinem Zeitpunkt daran. Die höchste Steigerung zeigt sich bei sozialen Phobien und Panikattacken. Von einer sozialen Phobie sind vor allem Kinder und Jugendliche betroffen, von Panikattacken vor allem ältere Menschen.[98]
Wie bereits erwähnt, sind Lindenblüten in der südamerikanischen Volksmedizin als Beruhigungsmittel gegen

Ängste verbreitet, man kann sie auf vielen Märkten kaufen. Die Wissenschaft bestätigt diese Anwendungen der Volksmedizin. Ich werde aus Platzgründen nur einige der mir vorliegenden Studien zitieren.
Schon in den 90er-Jahren wurde entdeckt, dass Lindenblütentee ähnlich wirkt wie Benzodiazepin, einem der am meisten verschriebenen Psychopharmaka gegen Angststörungen.[99] Am Tiermodell erwiesen sich Lindenblüten und Lindenblätter 2001 als signifikant angstverringernd und beruhigend.[100] 2007 ergab eine weitere Studie, dass Blüten der Linde genauso stark bei Ängsten wirken wie das Psychopharmakon Diazepam und dass für diese Wirkung vor allem das Triterpen Beta-Sitosterol und bestimmte Fettsäuren verantwortlich sind.[101] Viele Studien seit 2007 belegen, dass verschiedene Lindenarten eine günstige Wirkung aufs zentrale Nervensystem haben und eine beruhigende und angstlösende Wirkung entfalten, wobei besonders bestimmte Fettsäuren und Beta-Sitosterol dafür verantwortlich sind.[102] In einer Studie im Jahr 2009 wurden vier Flavonoid-Glycoside aus Lindenblüten untersucht, welche ebenfalls angstlösend und beruhigend aufs zentrale Nervensystem wirken. 2014 erbrachte eine Studie, dass Inhaltsstoffe in Lindenblüten mit dem serotoninproduzierenden System im Körper interagieren und die Produktion des »Glückshormons« anregen. Sowohl Angststörungen als auch Depressionen gehen oft mit einem Serotoninmangel einher. Linde schützt durch ihre Antioxidantien die

Gehirnzellen vor dem Angriff freier Radikaler und steigert ähnlich wie Ashwagandha (Schlafbeere) die Produktion von GABA (Gamma-Aminobuttersäure), dem wichtigsten Botenstoff im Gehirn. Dieser Botenstoff wirkt angstlösend, beruhigend, hebt den Serotoninspiegel und wirkt damit stimmungsaufhellend. Die Flavonoide Tilirosid sowie Quercetin, Rutin und Kaempferol werden für die angstdämpfende Wirkung verantwortlich gemacht.[103] Eine Studie aus dem Jahr 2017 bestätigte diese Ergebnisse.
2015 und 2020 ergaben Studien mit dem Extrakt von Lindenknospen, dass auch diese im Tiermodell eine angstlösende und -reduzierende Wirkung besitzen. Lindenknospen verhinderten im Hippocampus das neuronale Feuern durch die Aktivierung von Benzodiazepin-Rezeptoren und die vermehrte Produktion des Neurotransmitters GABA.[104] Hiermit wurden auch die Erkenntnisse der Gemmotherapie bestätigt (siehe Seite 79 ff.). Psychopharmaka gegen Ängste und Depressionen haben teils gravierende Nebenwirkungen wie Abhängigkeit, Suizidgefahr, Schlaflosigkeit, Halluzinationen und den Verlust der Feinmotorik. Die Autoren der beiden zuletzt genannten Studien würden es daher begrüßen, wenn die Linde die Therapie von Angststörungen verbessern und als Prophylaxe hinzugezogen würde.[105]
Angststörungen und Depressionen gehen oft Hand in Hand. Eine Studie aus dem Jahr 2020 konnte belegen, dass am Tiermodell Flavonoide aus Lindenblättern

Depressionen mildern können, die oft mit einem Serotoninmangel in Zusammenhang stehen. Glykosyl-Derivate in Lindenblättern wirken auf das Zentralnervensystem als natürliches Antidepressivum.[106]

Hilfe bei Schlaganfall

Schlaganfall betrifft immer häufiger auch jüngere Menschen. Jährlich erleiden etwa 270 000 Menschen in Deutschland einen Apoplex, fast 70 000 davon sind von einem wiederholten Schlaganfall betroffen. Jeder fünfte Patient stirbt innerhalb der ersten vier Wochen. Ein Jahr nach dem Schlaganfall bleiben rund vierundsechzig Prozent der überlebenden Patienten pflegebedürftig.
Er gehört zu den Hauptursachen von Behinderung und Tod weltweit. Bei einem Schlaganfall erfolgt ein kritischer Rückgang des Blutflusses durch eine plötzliche Verengung einer Arterie im Gehirn. Wichtigste Risikofaktoren sind Bluthochdruck, Diabetes, Vorhofflimmern, Rauchen, erhöhte Blutfettwerte, Alkoholkonsum, starkes Übergewicht und Bewegungsmangel. Mindestens siebzig Prozent aller Schlaganfälle wären vermeidbar.
Die Schlaganfall-Hilfe hat einen Risiko-Test aus dreizehn Fragen entwickelt, der 10 bis 15 Minuten Zeit benötigt.[107]
Eine Studie am Tiermodell aus dem Jahr 2013 zeigte, dass ein Lindenblütenextrakt, 15 Tage vor einem Schlaganfall verabreicht, die Wirkungen eines Schlag-

anfalls signifikant reduzieren kann. Lindenblüten, so die Forscher, könnten daher zur Schlaganfall-Prävention verwendet werden. Inhaltsstoffe des Extrakts verringerten die Bildung von freien Radikalen im Zusammenhang mit einem Schlaganfall signifikant um 75 Prozent, was Schäden an den Nervenzellen im Gehirn verhindern konnte. Die Forscher nannten Flavonoide wie Quercetin, Kaempferol, Isoquercitrin, Rutin, Astragalin, Quercitrin und Tilirosid im Hinblick auf diese Wirkung. Narigenin und Quercetin verringerten das Risiko für Entzündungen im Rahmen eines Schlaganfalls, welche die Nervenzellen im Gehirn schädigen können.[108]

Diese Ergebnisse wurden in einer Studie aus dem Jahr 2015 am Tiermodell bestätigt. Ein Auszug aus Lindenblüten verbesserte die Überlebensrate nach einem Schlaganfall von 12 auf 31 Prozent, reduzierte signifikant die neurologischen Ausfallerscheinungen und hielt die vom Schlaganfall betroffene Gehirnregion kleiner. Die Forscher weisen darauf hin, dass auch Inhaltsstoffe wie das Phytosterol Beta-Sitosterin und Palmitinsäure die Oxidation von Nervenhüllen verhinderten und damit das Gehirn schützten, wie mehrere Studien belegen. Man nimmt an, dass synergetische Effekte der Inhaltsstoffe eine Rolle spielen. Die Forscher regen die Durchführung von klinischen Studien an, um den Wirkmechanismus noch besser zu verstehen und die richtige Dosis von Lindenblütenextrakt für Menschen als Schlaganfall-Prophylaxe zu ermitteln.[109]

Ein Plus an antioxidativem Potenzial

Antioxidantien sind die Gegenspieler zu freien Radikalen, die an der Entstehung chronischer Erkrankungen und verfrühter Alterungsprozesse beteiligt sind. 2014 wurde ein Versuch am Tiermodell mit Lindenblüten und -blättern durchgeführt. Die Lindenextrakte neutralisierten erfolgreich die untersuchten freien Radikale.[110] Die antioxidative Wirkung war dabei stärker als die von Vitamin E, und Blütenauszüge erwiesen sich als noch wirksamer als Blätterextrakte. Vor allem die Flavonoide zeigten sich wieder als stark antioxidativ.

Eine Studie aus dem Jahr 2016 belegt das ebenfalls sehr hohe antioxidative Potenzial von Lindensamen.[111] Der Vitamin-E-Gehalt von Lindensamenöl wird nur noch getoppt von Weizenkeimöl, in dem sehr viel von diesem Antioxidans enthalten ist. Weitere Antioxidantien in Lindensamenöl sind Beta-Carotin, Squalen und Phytosterole wie Beta-Sitosterol. Phytosterole senken einen zu hohen Cholesterinspiegel. Lindensamenöl enthält eine dreimal so hohe Konzentration an Phytosterolen wie Sojaöl.[112]

Meine Empfehlung: Essen Sie Lindensamen zum Aufbau eines starken antioxidativen Schutzschilds!

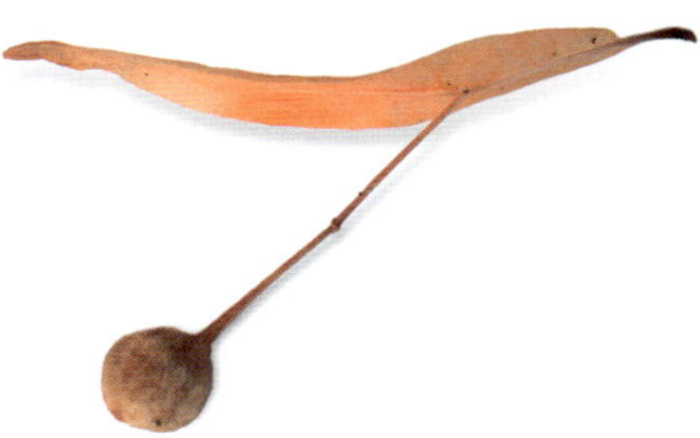

Das Beste fürs Immunsystem

Das Immunsystem spielt eine herausragende Rolle bei der Bekämpfung von Krebszellen und Abwehr von Erregern. Schon 2010 ergab eine Tiermodell-Studie, dass Lindenblüten eine antientzündliche Wirkung haben, die Überlebensrate von Immunzellen verlängern und auch die Produktion von Antikörpern wie zum Beispiel Makrophagen – den großen Fresszellen, die vor allem Krebszellen aufspüren und vernichten – erhöhen. Die Forscher machen besonders die Inhaltsstoffe wie Pinene, Limonen und Cumarine für diese Wirkungen verantwortlich.[113] 2011 wurden diese Ergebnisse bestätigt. Darüber hinaus konnte belegt werden, dass Lindenblüten die Produktion von Lymphozyten, den weißen Abwehrzellen., anregen, diese vor Apoptose (Selbstvernichtung) schützen und die Aktivität von Makrophagen stimulieren.[114]

Ein Hoch auf die antibakterielle Wirkung

Gegen viele Antibiotika werden Resistenzen entwickelt, und die Entwicklung neuer Antibiotika ist sehr kostspielig. Pflanzen rücken daher immer mehr in den Fokus von Wissenschaftlern. Schon im Jahr 2000 konnte man nachweisen, dass ein Extrakt aus Lindenblüten wirksamer gegen pathogene Bakterien wirkt als ein Auszug aus Salbei, der polyphenolreichsten Pflanze Europas, über die ich ebenfalls ein Buch veröffentlicht habe. Ursache für die antibakterielle Wirkung sei das hohe antioxidative Potenzial von Lindenblättern.[115] Eine Studie aus dem Jahr 2018 mit Lindenblättern resultierte im Ergebnis, dass diese eine hohe Aktivität gegenüber sowohl grampositive als auch gram-negative pathogene Bakterien aufwiesen. Auch eine Wirkung gegenüber dem pathogenen Pilz *Candida albicans* wurde nachgewiesen.[116]

Stark gegen Entzündungen

Entzündungen sind an der Entstehung und Chronifizierung vieler Erkrankungen beteiligt. Stille Entzündungen (»silent inflammations«) beschäftigen durchgehend das Immunsystem, das uns dann nicht mehr ausreichend effektiv gegen Erreger schützen kann. Ein Extrakt aus dem Stamm der Linde zeigte im Zellversuch eine antientzündliche Wirkung. Die Wirkung wird mit einem neu entdeckten Isoflavonoid in Verbindung gebracht, das speziell Entzündungen von Gehirnzellen eindämmen konnte.[117] Im Tiermodell wurde nachgewiesen, dass auch Lindenblätter eine antientzündliche Wirkung haben, außerdem lindern sie Schmerzen. Nebenwirkungen wurden nicht beobachtet, der Auszug war gut verträglich.[118] 2018 ergab eine Studie an menschlichen Zellen, dass Procyanidine in Lindenblüten die Entzündungsprozesse im Körper optimieren, sodass es nicht zu chronischen und überschießenden Entzündungsreaktionen kommt.[119]

Hilfe bei Diabetes

Diabetes gilt als eine Epidemie des 21. Jahrhunderts. Heilpflanzen, die den Blutzuckerspiegel senken, werden daher für die Wissenschaft zunehmend interessanter. 2018 konnte im Tiermodell gezeigt werden, dass Lindenblätter eine blutzuckersenkende Wirkung haben. Blattextrakte mit hoher Konzentration an Cumarinen und Tanninen zeigten eine hohe antioxidative Wirkung und stimulierten die Aktivität der verbliebenen Beta-Zellen in der Bauchspeicheldrüse. Die Forscher nehmen an, dass auch die Glukoseverwertung durch diese bioaktiven Substanzen verbessert wurde.[120] Von allen untersuchten Heilpflanzen erwies sich der Lindenextrakt am wirksamsten.

Unterstützende Kraft bei Krebs

2006 ergab eine Zellstudie, dass ein Extrakt aus Lindenblüten selektiv das Wachstum von Krebszellen reduzierte und in ihnen ein Selbstmordprogramm (Apoptose) induzierte, ohne gesunde Zellen zu beeinträchtigen.[121] Vor allem Quercetin und Kaempferol führten zur Selbstvernichtung der Leukämiezellen. Eine Studie aus dem Jahr 2008 bestätigte dieses Ergebnis und wies nach, dass auch Monoterpene an dieser Wirkung beteiligt sind.[122] Eine Studie am Tiermodell aus dem Jahr 2010 ergab, dass Lindenblütenextrakt die Produktion von

Makrophagen stimuliert, die Krebszellen unschädlich machen. Hierdurch konnten das Wachstum und die Vermehrung diverser Krebszellen verhindert werden. Die Forscher nehmen an, dass vor allem die Monoterpene und Cumarine in Lindenblüten hierfür verantwortlich sind.[123]

Bei einer Zellstudie aus dem Jahr 2017 erwies sich ein Lindenextrakt aus Blüten und Blättern als wirksam gegen Brustkrebszellen, Lungenkrebszellen, Eierstockkrebszellen und Leberkrebszellen. Im Tiermodell konnten die Polyphenole im Lindenextrakt die Bildung von freien Radikalen in Ratten reduzieren.[124] Lindenextrakt war in der Lage, 50 Prozent der Produktion von Stickstoffmonoxid, einem freien Radikal, zu unterbinden. Freie Radikale führen zur Entartung von Zellen und sind die Hauptverursacher von der Entstehung von Krebs.

Eine Zellstudie aus dem Jahr 2018 erbrachte, dass ein Lindenblattextrakt gegen bestimmte untersuchte menschliche Krebszellen wirksam ist – darunter Leberkrebszellen, Brustkrebszellen und Adenokarzinom-Zellen.[125] In einer Analyse von Lindenblütenextrakt wurden 2021 achtzehn Phenole und sechzehn Flavonoide gefunden, welche das Wachstum von Krebszellen im Tiermodell um zwanzig Prozent reduzierten.[126]

INFO

DIE ROLLE DER LINDE IN DER TCM UND TEM

In der Traditionellen Chinesischen Medizin spielt die Linde *Tilia platyphyllos L.* eine Rolle, um »Wind-Hitze zu eliminieren«. Die Heilkräuter dafür sind im Temperaturverhalten neutral, kühl bis kalt. Als Symptome für Wind-Hitze und damit als Indikationen für die Linde gelten Fieber, Kopfschmerz, gerötete Augen, Juckreiz, Halsschmerz, Ausschläge, Schluckbeschwerden, vergrößerte Mandeln, Husten mit Auswurf, Bronchitis, Asthma, Schnupfen mit Schleim, Erkältungserkrankungen, Durchfall, Verstopfung sowie Infektionskrankheiten wie Masern, Scharlach oder Windpocken. Lindenblütentee soll man bei Erkältungen, Bronchitis und Husten so lange trinken, bis man schwitzt.

Die Linde gilt in der TCM als ausleitend, reizlindernd und beruhigend. Sie dämpft aufsteigendes Leber-Yang. Nach der TCM »besänftigt Linde das verwirrte Shen« und ist bei Ängsten, Unruhe und Müdigkeit einzusetzen. Lindenblüten sollen die »Leber-Chi-Stagnation« lösen. Lindenholzkohle, als Pulver zweimal täglich eine Messerspitze mit Wasser eingenommen, bindet Giftstoffe und Säuren, hilft bei Gärungsprozessen im Darm, Blähungen und Gärungsdurchfall.[127]

In der TEM (Traditionellen Europäischen Medizin) wird Lindenblütentee bei Kopfschmerzen (inbesondere durch einen nicht ausgeheilten Schnupfen) empfohlen, außerdem bei entzündeten, ermüdeten Augen als Kompresse und bei Neuralgie für ein Lindenblütenbad verwendet.[128] Lindenknospen werden zur Stärkung

INFO

der Nerven eingesetzt, um Ängste und Krämpfe zu lösen und um die Resilienz (Stresstoleranz) zu verbessern. Laut TEM wirkt Lindenblütentee beruhigend bei Herzklopfen (auch in den Wechseljahren) und stressbedingtem Bluthochdruck. Das prämenstruelle Syndrom (PMS) soll durch Lindenblütentee gemildert werden. Außerdem wird die Harnausscheidung gefördert, was hilfreich bei Rheuma und Gicht ist. Die TEM propagiert Lindenblütentee auch zum Durchspülen der Nieren und bei Entzündungen von Blase und Prostata.

Nach der TEM ist die Linde wichtig für die Psyche bei seelischen Belastungen. »Fördert gute Träume, bringt Eintracht und Wärme, die alles zwischenmenschliche Eis zum Schmelzen bringt.«[129]

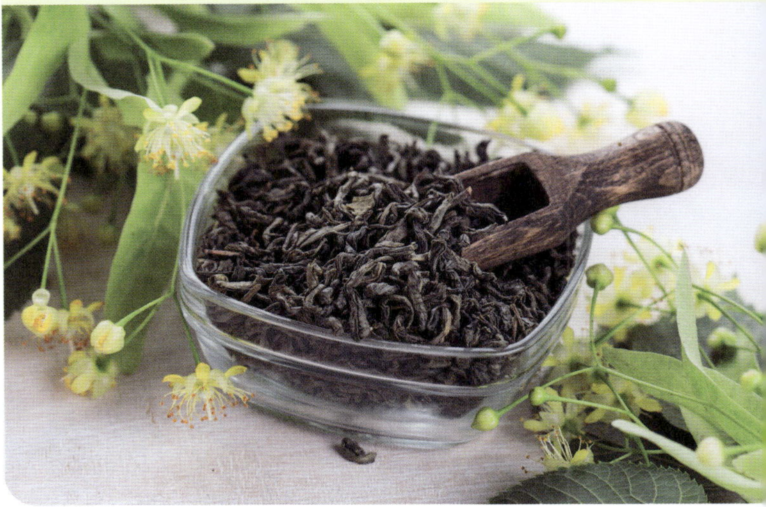

Krankheitsbilder und Gesundheitsthemen von A–Z

Viele Beschwerden und Themen rund um die Gesundheit lassen sich mithilfe von Tees, Tinkturen, Tropfen, Salben und Essenzen aus allen Teilen der Linde behandeln. Wie diese hergestellt werden, erfahren Sie unter »Lindenanwendungen und -rezepte« ab Seite 119.

Akne

Bei Akne hat sich ein Dampfbad aus Lindenblüten und -blättern bewährt.

Ängste

Nachweislich wirken Lindenblüten, -blätter und -knospen angstlösend. Angststörungen nehmen bei uns zu, und immer mehr sind auch Kinder und Jugendliche betroffen. Tee aus Blüten und Blättern hilft, Knospen und Blätter können Sie auch roh verzehren.

Augen

Schon Hildegard von Bingen empfahl eine Kompresse aus Lindenblättern bei müden, geröteten und entzündeten Augen, so auch die TCM und TEM. In der Homöopathie wird die Linde bei Muskelschwäche der Augen eingesetzt.[130]

Bakterien

Viele Inhaltsstoffe in verschiedenen Pflanzenteilen der Linde wirken antibakteriell, zum Beispiel Gerbstoffe und Polyphenole. Blätter und Knospen können Sie roh verzehren, Tee aus Blättern und Blüten trinken. Lindenblätter wirken sowohl gegen gram-positive als auch gram-negative Bakterien.

Blähungen

Hier hat sich Lindenkohle aus der Apotheke bewährt, weil sie Darmgase aufnimmt.

Bluthochdruck

Bei stressbedingtem Bluthochdruck und Herzklopfen wird Lindenblütentee empfohlen. Auch Lindenknospen und -blätter wirken nervenstärkend und angstlösend und damit beruhigend aufs Herz. Die TEM propagiert Lindenblütentee bei Herzklopfen in den Wechseljahren.

Depressive Verstimmungen

Lindenblüten, -blätter und -knospen haben nachweislich eine stimmungsaufhellende und stimmungsstabilisierende Wirkung, da sie die Serotonin-Produktion ankurbeln. In der südamerikanischen Volksmedizin werden Lindenblüten als Antidepressivum verwendet. Bereiten Sie sich einfach einen Lindenblütentee zu, und trinken Sie davon 3-mal täglich 1 Tasse.

Diabetes

Pflanzenextrakte lassen den Blutzuckerspiegel sinken und erhöhen die Insulin-Sensitivität. In der südamerikanischen Volksmedizin wird die Linde zur Vorbeugung und Therapie von Diabetes Typ II, dem erworbenen Diabetes, verwendet. Sie können 3-mal täglich 1 Tasse Blüten- oder Blättertee trinken – oder ein Teegemisch aus Blüten und Blättern.

Durchfall

Lindenkohle und Lindenblätter mit vielen Gerbstoffen wirken leicht stopfend und können Durchfall stoppen.

Entzündungen

Viele Inhaltsstoffe von Blüten, Blättern und Knospen – wie das ätherische Öl Farnesol oder die Polyphenole – wirken antientzündlich. Auch ein Extrakt aus Lindenholz erwies sich als antientzündlich. Trinken Sie 3-mal täglich 1 Tasse Blüten- oder Blättertee. Ist die Entzündung äußerlich, tupfen Sie sie mit einem in abgekühlten Tee getunkten und ausgewrungenen Wattebausch ab.

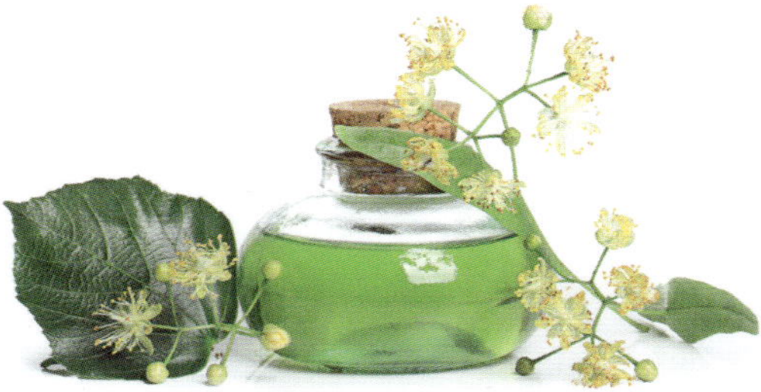

Erkältung

Bei Erkältungen hat sich ein Dampfbad mit Lindenblüten oder -blättern bewährt, dazu das Trinken von Blüten- und/oder Blättertee. Tee etwas abkühlen lassen und mit Lindenhonig süßen.

Fieber

Fieber ist nichts Schlechtes – der Körper versucht, mit der Erhöhung der Körpertemperatur Viren und Bakterien abzutöten. Die TCM empfiehlt Lindenblütentee, eventuell gemischt mit Holunderblütentee.

Freie Radikale

Freie Radikale sind an der Entstehung aller chronischen Erkrankungen beteiligt und Ursache für verfrühte Alterungsprozesse. Antioxidantien, die Gegenspieler, sind konzentriert in allen Pflanzenteilen der Linde zu finden. Ich empfehle Tees, aber auch den Rohverzehr von Knospen, Samen und Blättern.

Geburtsvorbereitung

Bereiten Sie einen starken Tee aus Blüten oder Blättern zu, und gießen Sie ihn für ein Sitzbad in eine Wanne. Die Entspannung hilft, loszulassen und sich auf die Geburt einzustimmen.

Hautprobleme

Sowohl die Samen und das daraus gewonnene Öl als auch Blätter und Blüten sowie die Holzkohle wirken beruhigend auf die Haut, bremsen entzündliche Prozesse aus und schützen sie vor dem Angriff freier Radikaler. Deshalb finden sich Pflanzenteile der Linde in vielen Naturkosmetika und Hautpflegemitteln. Anwendungsempfehlungen für eine schöne und gesunde Haut finden Sie ab Seite 125 ff. und ab Seite 133 f.

Herz

Lindenblüten und -blätter beruhigen das Herz und regulieren einen stressbedingten Bluthochdruck. Phenolsäuren wirken als Herzschutz. Saponine hemmen die Absorption von Cholesterin aus der Nahrung und reduzieren so das Risiko für Herz-Kreislauf-Erkrankungen. Trinken Sie mehrmals täglich einen Tee aus Blüten oder Blättern, oder bereiten Sie einen Knospenauszug nach Anweisung zu (siehe Gemmotherapie, Seite 79 ff.).

Husten

Polyphenole in Blüten, Blättern und Knospen sowie Schleimstoffe wirken beruhigend und entzündungshemmend auf die Schleimhäute und lindern dadurch den Husten. Bereiten Sie ein Dampfbad oder einen Tee aus Blättern und/oder Blüten, frisch oder getrocknet, zu.

Immunsystem

Knospen, Blätter und Blüten stärken das Immunsystem hauptsächlich durch ihre Polyphenole, aber auch durch die immunmodulierende Wirkung der Saponine. Trinken Sie Blütentee, oder essen Sie die Knospen und Blätter roh. Alternativ geben Sie sie in einen Smoothie; die Knospen sind auch als Mazerat dienlich (erhältlich in der Apotheke).

Insektenstiche

Versuchen Sie es mit zerquetschten Blättern, Knospen (als Auflage) oder starkem Blütentee, in den Sie einen Wattebausch tunken und diesen auf die Stichstelle legen. Auch zermörserter Lindenbast soll helfen.

Krebs

Einige Inhaltsstoffe der Blüten, Knospen und Blätter fördern die Produktion von Makrophagen, welche Krebszellen aufspüren und unschädlich machen. Bestimmte Polyphenole in den Pflanzenteilen der Linde induzieren ein Selbstmordprogramm der Krebszellen. Durch ihre Antioxidantien wirkt die Linde auch krebsvorbeugend (siehe auch Seite 99).

Mundfäule

Diese Erkrankung betrifft meistens Kinder zwischen zehn Monaten und drei Jahren. Die bekannte Kräuterkundige Eva Aschenbrenner empfiehlt bei Mundfäule, mehrmals täglich mit einem Tee aus Lindenblättern zu gurgeln.[131]

Pilze

Etliche Inhaltsstoffe von Blüten, Blättern und Knospen wie Harzsäuren und Polyphenole wirken fungizid, zum Beispiel bei *Candida albicans*-Befall. Blüten als Tee, Blätter und Knospen gern auch roh konsumieren.

Schlafstörungen

Blüten und deren ätherische Öle wie Linalool beruhigen die Nerven und verbessern die Einschlafdauer, Schlafzeit und Schlafqualität. Abends können Sie, auch für Kinder, einen Blütentee zubereiten.

Auch ein Bad mit Lindenblättern (oder Blüten) hilft wunderbar, um in einen guten Schlaf zu finden.

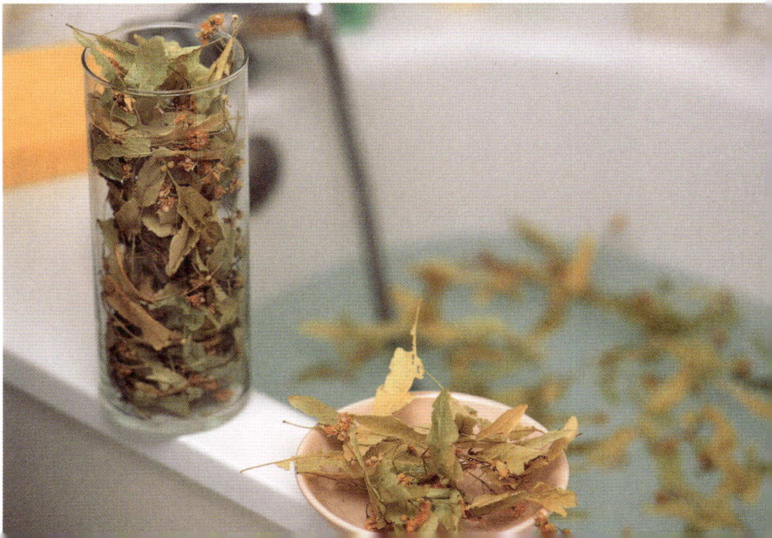

Schlaganfall

Im Tiermodell konnten Extrakte aus verschiedenen Pflanzenteilen die Auswirkungen eines Schlaganfalls signifikant abmildern. Inhaltsstoffe in der Linde wie Beta-Sitosterol wirken neuroprotektiv; sie schützen das Gehirn.

Schmerzen

Lindenblätter und -blüten haben eine signifikant schmerzlindernde Wirkung, zum Beispiel bei Arthritis. Dafür werden Flavonoid-Glykoside verantwortlich gemacht. Inhaltsstoffe in der Linde bremsen entzündliche Prozesse aus und wirken damit ursächlich schmerzlindernd.

Seele

Der TEM und TCM zufolge ist die Linde wichtig bei psychischen Belastungen zur Erhöhung der seelischen Widerstandsfähigkeit (Resilienz). Die Linde wirkt als Seelentröster, sie fördert Eintracht und bringt zwischenmenschliches Eis zum Schmelzen. Blüten, Blätter und Knospen und auch Gemmomazerate und Homöopathika auf Lindenbasis wirken beruhigend, harmonisierend und schlaffördernd und sind hilfreich bei Erschöpfung.

Übersäuerung

Alle Pflanzenteile sind basenüberschüssig, besonders stark die Lindenkohle. Aber auch das Kalium in Blüten, Knospen und Blättern hilft, ins Säure-Basen-Gleichgewicht zu kommen. Außerdem finden sich in der Linde beruhigende Substanzen, die Stress entgegenwirken. Stress gehört zu den stärksten Säurebildnern.

Verbrennungen

50 Gramm Lindenblätter und 50 Gramm Lindenrinde (Apotheke) mit 1 Liter Wasser aufkochen lassen und abseihen, einen sterilen Tupfer eintauchen und die verbrannte Stelle damit abtupfen oder eine feuchte Auflage herstellen und fixieren.

Verdauungsprobleme

Inhaltsstoffe wie Gerbstoffe und Flavonoide beruhigen das Verdauungssystem und lindern Bauchkrämpfe. Das Chlorophyll fördert die Bildung einer physiologischen Darmflora und bremst pathogene Darmkeime aus.
Bei bakteriellen und viralen Infektionen des Verdauungsapparates sowie entzündlichen Magen- und Darmerkrankungen hilft auch Lindenkohle (siehe Seite 85 ff.).

Viren

Viele Inhaltsstoffe wie Gerbstoffe und Polyphenole in Blüten, Blättern und Knospen wirken antiviral.

Wunden

Die Linde fördert eine gesunde Wundheilung. Man kann eine Auflage aus zerquetschten Lindenblättern oder zermörsertem Bast herstellen und auf der Wunde fixieren. Ein Brei aus Lindenbast soll speziell die Heilung von Brandwunden beschleunigen (auch Lindenholzkohle fördert die Wundheilung, es gibt in der Apotheke fertige Wundauflagen mit Aktivkohlekern).

Zahnpflege

Zur Zahnpflege ist Lindenkohle nützlich, sie pflegt das Zahnfleisch und wirkt auch bei Mundgeruch. Lindenkohle und Salbeipulver (Apotheke) mit wenig Wasser anrühren und damit das Zahnfleisch einreiben. Ein paar Minuten einwirken lassen und dann ausspülen.

INFO

LINDENKNOSPEN ALS SPRAY

Im Handel gibt es im Rahmen der Gemmotherapie auch Mundsprays (siehe auch Seite 79 ff.) auf der Basis von Lindenknospen, die beruhigend wirken und die Verdauung und den Stoffwechsel in Schwung bringen.

Der Gemmoextrakt in Tropfenform ist ein wichtiges Mittel in der Kinderheilkunde. Gerade bei Ein- und Durchschlafstörungen sowie Hyperaktivität am Tag findet unter der Anwendung des Mittels rasche Besserung statt. Es hilft auch bei Muskelverspannungen und Bauchkrämpfen.

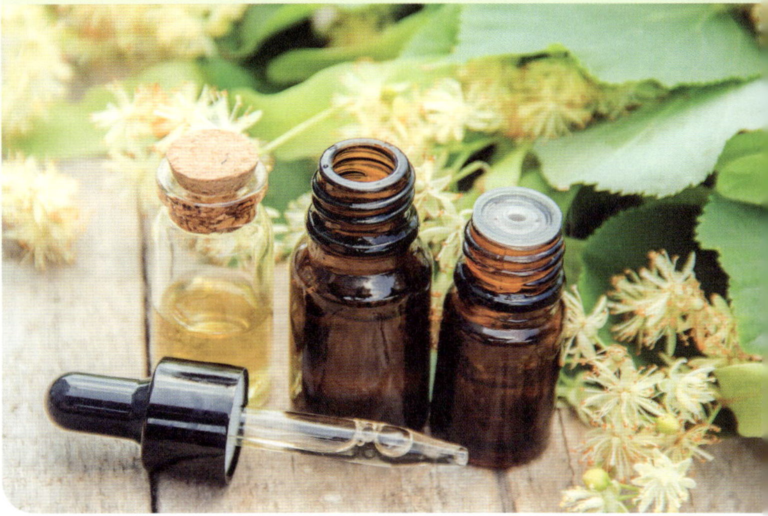

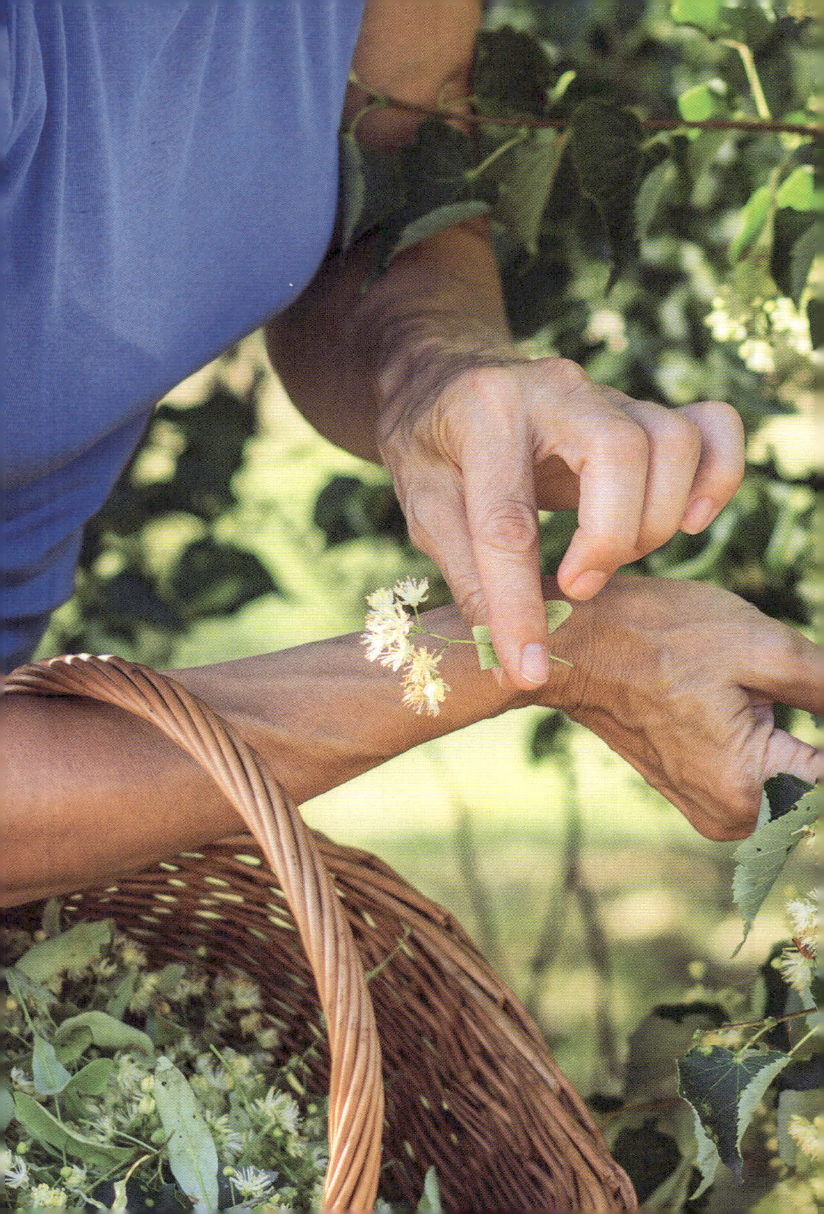

Linden-
anwendungen
und -rezepte

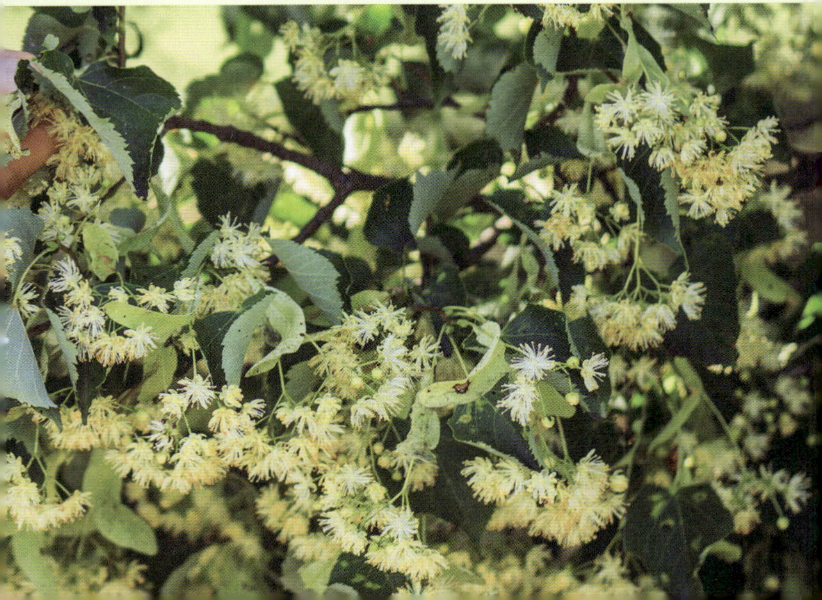

Rezepte für die Gesundheit

Die höchst wertvollen Inhaltsstoffe des Lindenbaums helfen dem Körper und der Seele, und es gibt eine Vielzahl an Anwendungen, die Sie unkompliziert zu Hause durchführen können. Wo nicht anders vermerkt, sind die Rezepte mit getrockneten Blüten/Blättern gedacht.

Innerliche Anwendungen

Linden haben sowohl in der Erfahrungsheilkunde als auch in der neuzeitlichen Drogenkunde und Phytomedizin einen festen Platz. *Tilia*-haltige Drogen sind seit dem Mittelalter mehrfach durch klösterliche Aufzeichnungen belegt.

Die Äbtissin Hildegard von Bingen erwähnt schon im 12. Jahrhundert die heilende und lindernde Wirkung unterschiedlicher Teezubereitungen aus Blüten und Aufgüssen aus Lindenblättern.[132] Auch in Kräuterbüchern der Hochrenaissance im 14. und 15. Jahrhundert wird von Heilkundigen auf die Anwendung von Lindenblüten und -blättern als Heilmittel hingewiesen. In der Volksmedizin stand die wärmebildende, schweiß- und harntreibende, krampflösende, beruhigende und schlaffördernde Wirkung von Aufgüssen oder Tees aus Lindenblüten und -blättern im Vordergrund. Es wird empfohlen, Lindenblütentee in der kalten Jahreszeit vorbeugend gegen Erkältungen einzunehmen und bei Halsschmerzen neben Lindenblütentee auch mit Lindenblätterextrakt oder Tee aus Lindenblättern zu gurgeln. Lauwarme Trinklösungen (also abgekühlter Tee) von beidem helfen bei Durchfall und Harninkontinenz.[133]

Tee bei Erkältung 1

Dieser Tee kann Wunder wirken bei Erkältungen und Husten. 1 Handvoll frische oder 2 Teelöffel getrocknete Blüten oder Blätter mit ¼ Liter kochendem Wasser übergießen, zugedeckt 5–10 Minuten ziehen lassen und dann abseihen. Heiß trinken.
Diesen Tee kann man auch in der Schwangerschaft und Stillzeit ohne Bedenken zu sich nehmen. Wenn Sie zum Beispiel bei einer Erkältung richtig ins Schwitzen kommen wollen, mischen Sie noch schweißtreibende Holunderblüten unter den Tee.[134]

Tee bei Erkältung 2

Mischen Sie für diesen heilsamen Erkältungstee je 10 Gramm getrocknete Linden-, Kamillenblüten, Melissenblätter und Hagebutten. Überbrühen Sie 2 Teelöffel dieser Mischung mit ¼ Liter kochendem Wasser, und lassen Sie das Ganze 15 Minuten zugedeckt ziehen, danach abseihen. Diesen wohlschmeckenden Tee mögen auch Kinder, sogar als Durstlöscher.

Tee bei Schlafstörungen

Sie brauchen hierfür 1 Teelöffel getrocknete (oder 1 gehäuften Esslöffel frische) Lindenblüten, 1 Teelöffel Majoran und 1 Teelöffel Melissenblätter. Übergießen Sie alle Zutaten in einer großen Tasse mit kochendem Wasser, lassen Sie das Ganze 10 Minuten ziehen, und seihen Sie es ab.

Tinktur bei Husten und zur Stärkung des Immunsystems

1- bis 3-mal täglich 10–50 Tropfen in Wasser einnehmen. Eine Tinktur aus Lindenblüten oder Lindenblättern kann man aus frischen Blüten oder Blättern selbst herstellen: Blüten oder Blätter mit hochprozentigem Alkohol (wie z. B. Wodka oder Korn) übergießen, ins Helle, aber nicht in die Sonne stellen und ab und zu schütteln. Nach etwa drei Wochen in dunkle Flaschen abfiltern und kühl aufbewahren.

Blüten-Mazerat zur Makrophagenstimulation

Siehe auch Extrakapitel zur Gemmotherapie, Seite 79 ff.
Sie können im Internet und in einigen Apotheken ein Lindenknospen-Glycerol-Mazerat kaufen, zum Beispiel von den Firmen Dr. Koll Biopharm, Heidak und Spagyros. In der Schweiz und in Frankreich ist diese Pflanzenthera-

pie anerkannt, und Gemmotherapeutika sind als Arzneimittel zugelassen. Studien belegen, dass die Aktivitäten der großen Fresszellen (Makrophagen) durch diese Mittel stimuliert werden. Man sprüht das Mittel 2- bis 3-mal täglich mit 2 bis 3 Sprühstößen auf die Mundschleimhaut. Bitte eine Viertelstunde Abstand zu den Mahlzeiten einhalten. Das Gemmomazerat der Linde wirkt harmonisierend und bei Schlaflosigkeit. Ein informativer Artikel »Gemmotherapie: Heilen mit Knospen und Wurzelspitzen« von Dr. Andrea Flemmer ist bei PhytoDoc im Internet abrufbar.[135]

Blüten-Wein zur Beruhigung und bei Eisenmangel

Kochen Sie 3 Esslöffel Lindenblüten mit 1 Liter Weißwein kurz ab, und filtern Sie das Ganze. Bei Eisenmangel soll man täglich ein Schnapsglas davon trinken.[136] Lindenblüten-Wein wirkt beruhigend und hilft, das Herzchakra zu öffnen.

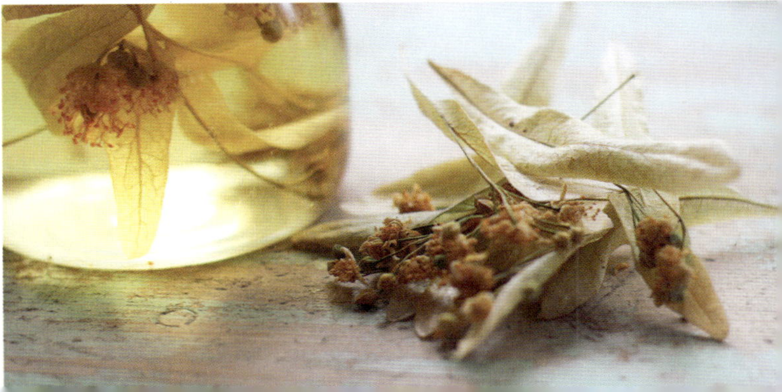

Blüten-Likör bei Verdauungsbeschwerden, innerer Unruhe und Erschöpfung

Sie brauchen hierfür 1 Liter 60-prozentigen Alkohol, je 20 Gramm Lindenblüten- und blätter, 40 Gramm Kamillenblüten, 40 Gramm Orangenblüten (Apotheke), 40 Gramm Melissenblätter, 350 Gramm Rohrohrzucker und 500 Milliliter Wasser.
Alle Pflanzenteile in den Alkohol geben und eine Woche ziehen lassen. Gut ausdrücken und abfiltern. Aus Zucker und Wasser einen Sirup kochen und der Mischung hinzufügen. Den Likör noch drei Monate reifen lassen. Davon nach den Mahlzeiten 1 Likörglas gegen die genannten Beschwerden trinken.

Holzkohle bei Durchfall und Darmentzündungen

Verrühren Sie 1 Esslöffel Lindenholzkohle (Apotheke) in 1 Glas Wasser oder Saft, und nehmen Sie es ein. Eine halbe Stunde danach ein sanftes Abführmittel wie Pflaumensaft zuführen, um Giftstoffe auszuscheiden.

Äußerliche Anwendungen

In der Volksheilkunde ist die Abkochung aus Lindenblättern für die Herstellung warmer Umschläge bei verschiedenen Hauterkrankungen, wie chronische, juckende, nässende, schuppende und schwer behandelbare Ekzeme, sehr verbreitet. Auch der Einsatz solcher Auflagen aus Pflanzenauszügen bei Rheuma und Gicht ist dokumentiert.

Aus Lindenblüten wird ein wässriger Kaltauszug gewonnen, und dieser Extrakt hat Eingang in viele Naturkosmetika gewonnen. Die Indikationen sind Hautunreinheiten, gereizte und trockene Haut.[137] Auch in der Kinderheilkunde spielt die Linde eine Rolle, indem nicht nur der gut verträgliche Lindenblütentee bei Erkältungen und Fieber verabreicht wird, sondern auch Lindenblüten- oder -blättertee dem Badewasser zugesetzt wird.

Kühle Kompressen, getränkt mit Lindenblütenöl, sollen bei Tränensäcken helfen. Auch Bindehautentzündung wird durch Kompressen, die mit Blütenextrakt benetzt sind, behandelt.

Lindenblütenextrakt wird außerdem Salben, Cremes, Gesichtswasser, Haarwaschmittel, Duschgels und Seifen zugesetzt. Bei innerer Unruhe und Schlafproblemen kommt er als Badezusatz zur gezielten Schlafförderung bei Kindern, Jugendlichen und Erwachsenen zum Einsatz.

In der traditionellen Volksheilkunde kam auch getrocknetes Splintholz heimischer Linden äußerlich zur Anwendung. Man kochte das Holz aus und stellte wässrige Auszüge her. Mit Drogenauszügen wurden Tücher benetzt und sie bei Beschwerden im Leber-Galle-Bereich eingesetzt.[138]

Badezusatz

Ein paar Tropfen Lindenblütenextrakt oder ½ Liter Lindenblütentee ins Badewasser geben. Lindenblüten wirken harmonisierend aufs Zentralnervensystem und beruhigen.

Dampfbad bei Erkältung

Dieses Dampfbad hilft bei Erkältungen oder einer leichten Bronchitis. 3 Esslöffel Lindenblüten mit 500 Milliliter heißem Wasser übergießen. Ein Badetuch über den Kopf legen und inhalieren. Man kann hierfür auch eine Mischung aus Lindenblüten, Lindenblättern, Kamillenblüten, Salbeiblättern und Thymiankraut verwenden.

Umschlag bei Sonnenbrand, Verbrennungen und Entzündungen

Ein kühlender Umschlag mit kaltem Lindenblütentee beruhigt und erfrischt die gestresste Haut. Alternativ

INFO

SITZBAD ZUR GEBURTSVORBEREITUNG

Kochen Sie einen starken Tee aus Lindenblüten oder -blättern, und gießen Sie ihn für ein Sitzbad in eine Wanne. Das Bad wirkt entspannend und hilft, den Körper und Geist auf das bevorstehende Großereignis der Geburt einzustimmen.

kann man die betroffenen Hautstellen mit Lindenblütenöl abtupfen. Diese Maßnahme hilft auch bei Verbrennungen und Hautentzündungen.

Paste zur Zahnfleischpflege

Vermengen Sie Lindenkohle mit etwas Salbeipulver (Apotheke). Rühren Sie beides mit Wasser zu einer Paste an, und reiben Sie sich damit das Zahnfleisch ein. Anschließend ausspülen. Das pflegt das Zahnfleisch und hilft bei Mundgeruch.

Absud bei Verbrennungen, Insektenstichen und zur Wundheilung

Kochen Sie 50 Gramm Lindenblätter und 50 Gramm Lindenrinde (Apotheke) in 1 Liter Wasser, und seihen Sie das Ganze ab. Den Absud mit sterilen Tupfern auf Wunden auftragen. Hilft auch bei Insektenstichen.

Die Linde in Homöopathie und Bachblüten-Therapie

Bei uns wird alternative Medizin immer noch von vielen belächelt. Mittlerweile belegen aber Studien, dass sie meist so effektiv ist wie Maßnahmen der Schulmedizin – mit oft wesentlich geringeren Nebenwirkungen. Wir müssen uns klarmachen, dass unsere Vorfahren auf Pflanzenmedizin angewiesen waren und noch heute rund zwei Drittel der Menschheitsfamilie gar keinen Zugang zu allopathischer Medizin haben oder nicht über die finanziellen Mittel dafür verfügen. Ich habe bisher hervorragende Erfahrungen mit Homöopathie, Bachblüten und Gemmotherapie machen dürfen. Probieren geht über Studieren!

Homöopathie

In der Homöopathie bereitet man aus den frischen Blüten beider einheimischen Linden eine Essenz zu, die bei Blutungen, Rheuma, Inkontinenz und Muskelschwäche der Augen zum Einsatz kommt, aber auch als Beruhigungsmittel bei Angstzuständen, Nervosität und Schlafstörungen.[139] Weitere Anwendungsgebiete sind Erkältungen, Grippe und Symptome wie Fieber, Halsschmerzen und Husten. Homöopathika auf der Basis von Lindenblüten sollen auch bei Magen-Darm-Problemen

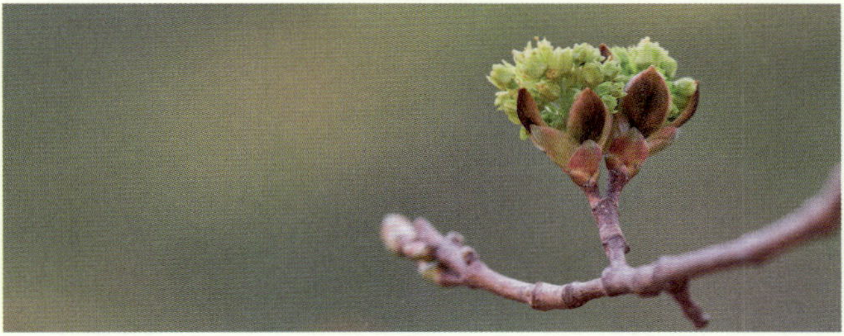

wie Blähungen, Bauchkrämpfen und Verdauungsstörungen helfen sowie bei Entzündungen der weiblichen Geschlechtsorgane.

In einigen homöopathischen Präparaten werden Lindenblüten auch bei Hautproblemen wie Ekzemen oder Juckreiz verwendet. In *Gift- und Arzneipflanzen von Mitteleuropa* heißt es: »In der Homöopathie wird die aus frischen Blüten beider Lindenarten *(Tilia europaea)* bereitete Essenz bei Muskelschwäche der Augen, bei Blutungen, Prolapsus uteri, Metritis, Leukorrhoe, Incontinentia urinae, Urticaria und Rheuma angewendet.«[140]

Der Uterusprolaps *(Prolapsus uteri)* ist ein Absinken der Gebärmutter, Leukorrhoe ein krankheitsbedingter Weißfluss, mit *Incontinentia urinae* meinen Fachleute Harninkontinenz, und *Urticaria* ist Nesselfieber mit lästigen Quaddeln und Juckreiz.

Hauptthema der Linde sind ungelöste Trennungen, zum Beispiel nach Flucht, Scheidung oder einem Beziehungsende. Die Lösung lautet: in sich selbst zu Hause sein. Maria von Heyden sagt dazu: »Leben kommt und geht, wer sich emotional einlässt, wird weise.«[141] Die Knospen der Silberlinde *Tilia tomentosa L.* werden in der Homöopathie zu Auszügen verarbeitet und heben die Stimmung, lösen Ängste und fördern den Schlaf. Körperliche und seelische Auswirkungen von Stresssituationen können mit der Unterstützung solcher Auszüge gelindert werden. Psychosomatische Beschwerden aufgrund von Stress, bspw. Magen-Darm-Beschwerden oder Herzklopfen, verbessern sich. Sie können einen homöopathischen Gemmoextrakt Silberlinde oder eine *Tilia europaea*-Urtinktur über die Klösterl-Apotheke[142] beziehen, deren Mitarbeiter Sie auch beraten.

Unter www.narayana-verlag.de können Sie sich von Robert Bannan, »Die Linde, Tilia Cordata«, eine sechsseitige Leseprobe runterladen, in der die Wirkungen von Homöopathika auf der Basis von *Tilia europaea L.* und *Tilia cordata L.* zusammengefasst sind. *Tilia europaea L.* kommt bei Symptomen wie Liebeskummer, Magenschmerzen nach dem Essen und Ohrgeräuschen zum Einsatz. Bei *Tilia cordata L.* geht es unter anderem um Appetitlosigkeit, Magenschmerzen und Fallsucht. Nach Bannan helfen beide Präparate bei Hoffnungslosigkeit, Blockaden, bei Nichtwissen, was man tun soll, bei Gleichgültigkeit, Hilflosigkeit und Resignation. »Man fühlt sich verlassen und isoliert in einer toten Welt.« Von der Holländischen Linde *Tilia europaea L.* – einer Kreuzung von Sommer- und Winterlinde – gibt es Globuli zu kaufen.[143]

Bachblüten-Therapie

Sie können sich selbst Ihre »Bachblüten« auf Lindenblütenbasis herstellen. Man nutzt bei der Herstellung die Kraft der Sonne, um die Schwingungen der Blüten auf Wasser zu übertragen. Sie brauchen dafür eine Glasschale, Haushaltshandschuhe, Mineralwasser ohne Kohlensäure, Essig, eine kleine braune Glasflasche (Apotheke) und einen kleinen Trichter. Füllen Sie das Wasser in die Glasschale, und legen Sie 1 Handvoll Blüten hinein. Die Blüten sollten ganz mit Wasser bedeckt und die Schale randvoll sein. Dann stellen Sie die Glasschale für mindestens 3 Stunden an einen sonnigen Platz nach draußen. Filtern Sie die Blüten ab, und gießen Sie die Essenz in die Flasche, wobei Sie ¼ Essig (im Verhältnis zur Gesamtmenge) als Konservierungsmittel dazugeben. Die verschlossene Flasche kurz schütteln, damit sich alles vermischt. Flasche mit Inhalt und Datum beschriften. Geben Sie 1 Tropfen Mutteressenz aus dem Tropffläschchen in 10 Milliliter Wasser. Die ersten 3 Tage nimmt man 10 Tropfen 3- bis 4-mal am Tag, danach nach Bedarf. Martina Tolnai schreibt zu der Wirkung: »Die Linde öffnet das Herz, lässt Liebe einströmen und entspannt Körper und Gemüt. Der Mensch kann sein Umfeld wieder gut tolerieren und wird aus der vermeintlichen Isolation gelöst. Die Lindenblüte gibt den Menschen das Gefühl, geliebt zu werden.«[144] Ich habe selbst eine solche Essenz hergestellt und kann die Wirkung nur bestätigen.

Kosmetik

In der Schönheitspflege ist das »Lindenblütenwasser« schon lange bekannt. Hildegard von Bingen schreibt in ihren Kräuterbüchern: »Im Sommer soll man sich, wenn man schlafen gehet, mit frischen Lindenblättern die Augen und das ganze Gesicht bedecken. Das macht die Augen rein und klar.«[145] Ich möchte ergänzen: Und es verhilft zu einem erholsamen Schlaf. Damit die Blätter nicht abfallen, fixiert man sie mit einer Schlafmaske. Auch die Haut profitiert von dieser Lindenblatt-Behandlung.

Sowohl Lindenblätter als auch -blüten und -samen enthalten jede Menge antioxidativ wirkende Substanzen. Es liegt daher nahe, sie für die Schönheitspflege von Haut und Haar zu verwenden. Daher wundert es nicht, dass Sie auch im Handel Naturkosmetika auf Lindenbasis finden.

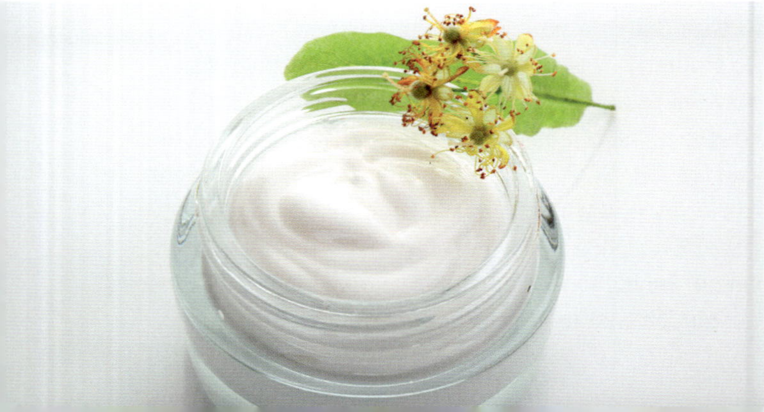

Für eine gesunde und schöne Haut

Deodorant

Das ätherische Öl Farnesol ist Bestandteil vieler Deodorants. Es verhindert, dass Schweiß unangenehm riecht. Sie können einen Ölauszug aus frischen Blüten mit einem guten Öl machen, den Sie eine Woche ziehen lassen und dann abseihen. Geben Sie 1 Tropfen davon auf Ihr Deodorant.

Gesichtswasser

Nehmen Sie dafür einfach abgekühlten Lindenblüten- oder -blättertee. Angespannte oder gereizte Gesichtshaut wird dadurch beruhigt und erfrischt. Mit der Zeit verfeinert sich das Hautbild.

Inhalation bei Pickeln und Akne

Machen Sie ein Dampfbad aus Lindenblüten oder -blättern (siehe Seite 126).

Cremes und Salben

Geben Sie in Ihre Tagesportion Creme oder Salbe 1 Tropfen Lindenblüten- oder Lindensamenöl.

Fußpflege

Erhitzen Sie behutsam 1 Handvoll Lindenblüten mit ¼ Liter Bio-Sesamöl. Lassen Sie das Ganze 24 Stunden ziehen, und seihen Sie es ab. Reiben Sie mit diesem wirkstoffreichen Öl Ihre Füße ein. Die Mixtur ist auch als Körper- oder Massageöl zu verwenden.

TIPP

Für die Herstellung einer Lindenblüten-Seife brauchen Sie 300 g Glycerin-Rohseife Opak, 1 EL Mandelöl, 1 EL Lindenblütenhonig und 30 Trpf. Lindenblütenextrakt. Schmelzen Sie die Rohseife im Wasserbad, rühren Sie anschließend Öl, Honig und Extrakt hinein, gießen Sie alles in eine Form, und lassen Sie es mehrere Tage durchtrocknen.

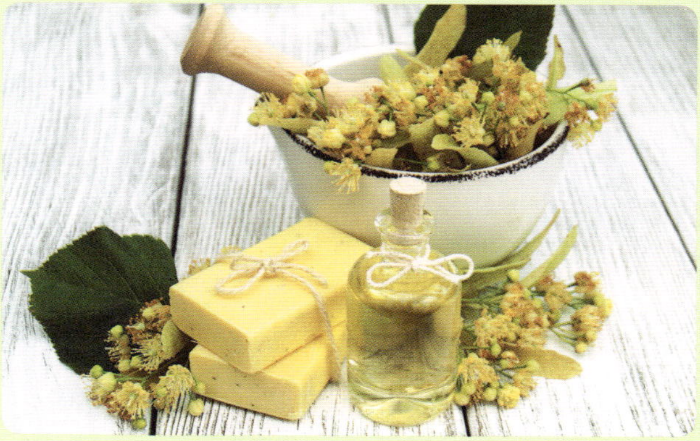

Pflege fürs Haar

Haarspülung

Als Haarspülung ist ein starker Tee aus Blüten oder Blättern geeignet. Nicht ausspülen. Die Haare werden glänzend und leicht kämmbar.

Haarkur für trockenes Haar und mehr Glanz

Übergießen Sie 20 Gramm Lindenblüten mit ½ Liter warmem Wasser, und lassen Sie sie ziehen. Verrühren Sie davon 4 Esslöffel mit 1 Eigelb. Diese Mischung sanft ins Haar einmassieren und 30 Minuten einwirken lassen; waschen Sie Ihr Haar dann wie gewohnt aus. Trockenes Haar bekommt mit dieser Kur wieder Glanz.

Haarkur für fettiges Haar

Kochen Sie 1 Esslöffel Lindenblüten mit 1 Liter Wasser auf, und lassen Sie das Ganze etwa 2 Stunden stehen. Seihen Sie es dann ab. 4 Zitronen auspressen und zum Lindenblütensud geben. Die Flüssigkeit in Flaschen abfüllen und 2 Tage stehen lassen. Danach ¼ Liter zum Haarespülen verwenden, den Rest im Kühlschrank aufbewahren. Bei sehr fettigem Haar abends 1 Esslöffel in die Kopfhaut einmassieren.

INFO

DIE LINDENWELT DER MARTINA GEBHARDT

Martina Gebhardt ist für ihre hochwertige Naturkosmetik mit Demeter-Siegel bekannt. Die Pflanzen dafür werden seit 2014 im Kloster Wessobrunn in Bayern angebaut und verarbeitet. Eine uralte Winterlinde, die weit über tausend Jahre alt ist, steht dort. Sie besitzt einen majestätischen Kronendurchmesser von 30 Metern. Das Kloster hat eine ganz besondere Geschichte. Herzog Tassilo III. hatte unter dieser Linde einen Traum: Ein Lichtstrahl erhellte die Landschaft, dort öffnete sich der Himmel. Genau an der Stelle sollten drei Quellen sprudeln, die sich in Form eines Kreuzes ergossen. Auf dem Lichtstrahl stiegen Engel auf und nieder, um dort Wasser zu schöpfen. Der Herzog wachte auf, schilderte seinem Getreuen Wezzo seinen Traum, der aufbrach und unweit der Linde tatsächlich die drei Quellen fand. Tassilo III. ließ daraufhin Mönche aus Benediktbeuern rufen und beauftragte sie im Jahr 753 mit der Gründung des Klosters. Das Kloster Wessobrunn wurde nach dem Finder, Wezzo, benannt und gehört heute zu den ältesten Klöstern Deutschlands.

Martina Gebhardt entwickelte zwei Produkte, die »Tassilo Linde Lotion« und eine »Tassilo Linde Cream« mit Auszügen aus Blüten, Wurzeln und Rinde von Demeter-zertifizierten Linden auf dem Klostergelände, deren ätherischen Ölen sowie dem Wasser der drei artesischen Klosterquellen.[146] Lotion und Creme duften nach echten Lindenblüten und sind besonders für Mischhaut geeignet, glätten Trockenheitsfältchen und stabilisieren das Hautbild.

INFO

Ich mache damit die besten Erfahrungen. Der Duft ist unbeschreiblich köstlich und zaubert mir immer wieder ein Lächeln aufs Gesicht. Ich benutze die Creme als Aromatherapie: einfach auf dem Schreibtisch platzieren und Deckel öffnen. Das Kloster, die historische Tassilo-Linde und Martina Gebhardt freuen sich auf Ihren Besuch.

Naturdenkmal Tassilo-Linde in Wessobrunn, Bayern

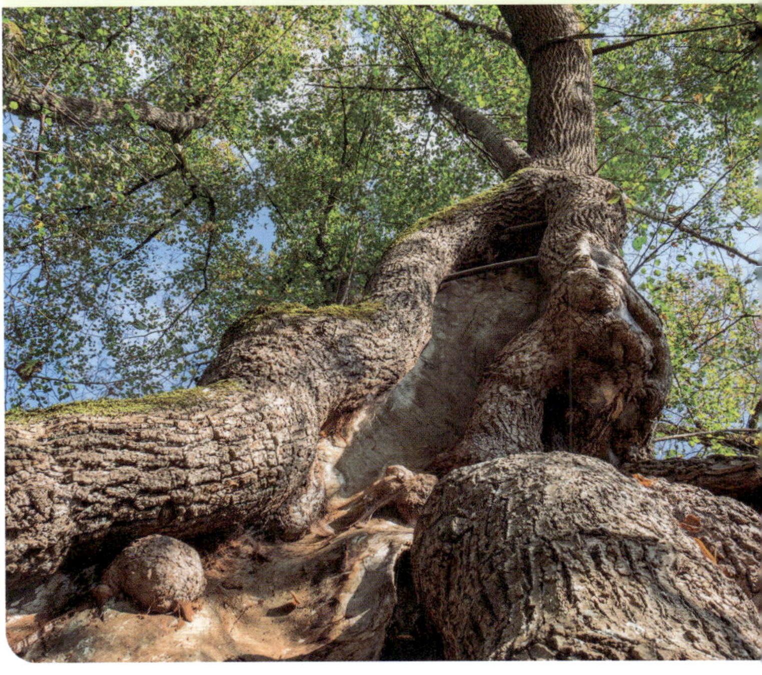

Die Linde in der Küche

Lindenblütentee gehört in jeden Haushalt und schmeckt köstlich. Dass man Blüten allerdings auch für Süßspeisen verwenden kann und auch junge Blätter und Knospen toll schmecken, wissen die wenigsten.

Die Lindenblüten

Lindenblüten sind ideal, um Zucker, Desserts oder Getränke damit zu beduften und Speisen zu dekorieren. Bei Quarkkuchen können Sie 1 Handvoll klein geschnittene Lindenblüten in die Quarkmasse geben und statt Zucker Lindenblütenzucker oder Lindenblütenhonig verwenden. Auch die Blütenknospen können Sie einfach pur essen, in den Salat geben oder als Topping für Obstsalate, Porridge und Desserts verwenden. Sie schmecken mild und frisch, nehmen aber im Mund eine leicht schleimige Konsistenz an.

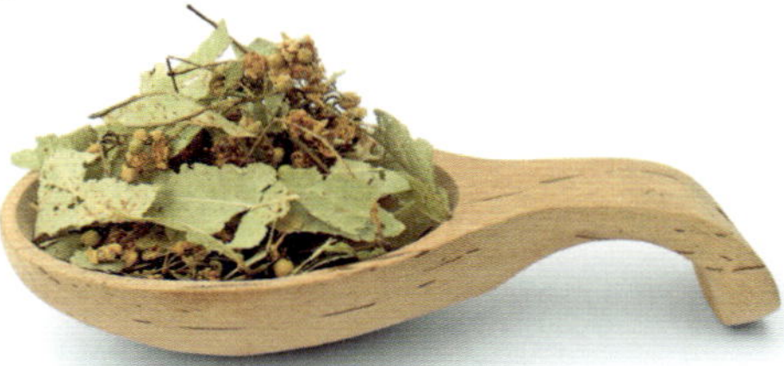

Blüten-Tee

2 Teelöffel frische oder 1 Teelöffel getrocknete Blüten mit 1 Tasse kochendem Wasser übergießen und zugedeckt 5–10 Minuten ziehen lassen. Dann abseihen und trinken. Etwas abkühlen lassen und nach Geschmack mit Lindenblütenhonig süßen.

Blüten-Zucker

Sie brauchen hierfür im Verhältnis ²⁄₃ Xylit (Birkenzucker) und ¹⁄₃ getrocknete Lindenblüten sowie die abgeriebene Schale von 1 Bio-Zitrone. Geben Sie die Blüten und den Zucker in einen Mixer, und mixen Sie 2 Minuten auf höchster Stufe, bis eine hellgrüne Masse entstanden ist. Dann die Zitronenschale dazugeben, die Masse auf einem mit Backpapier ausgelegten Backblech verteilen und im leicht geöffneten Backofen auf niedrigster Stufe austrocknen lassen. Alternativ können Sie ein Dörrgerät verwenden. Dieser Lindenblütenzucker ist ideal zum Süßen von Tee, als Dekoration für Müsli und Desserts oder zu Pfannkuchen und Grießbrei.

TIPP

Einige reagieren auf Birkenzucker mit Blähungen. Statt Xylit können Sie auch Rohrohrzucker nehmen.

Blüten-Limonade

Legen Sie Lindenblüten und Zitronenscheiben von 1 Bio-Zitrone über Nacht in Mineralwasser ein. Am nächsten Tag seihen Sie die Limonade ab und süßen alles mit etwas Lindenblütenhonig oder Ahornsirup.

Blüten-Sirup

Lindenblüten-Sirup ist sehr »zuckerlastig«. Sie können ihn entweder selbst herstellen oder im Internet kaufen.[147] Sie brauchen hierfür 2 Handvoll frisch gepflückte Lindenblüten, 2 Bio-Zitronen, 1 Liter Wasser und 1 Kilogramm Rohrohrzucker.
Trennen Sie die Blüten vom Stängel, und schichten Sie sie zusammen mit Zitronenscheiben und wenig Zucker

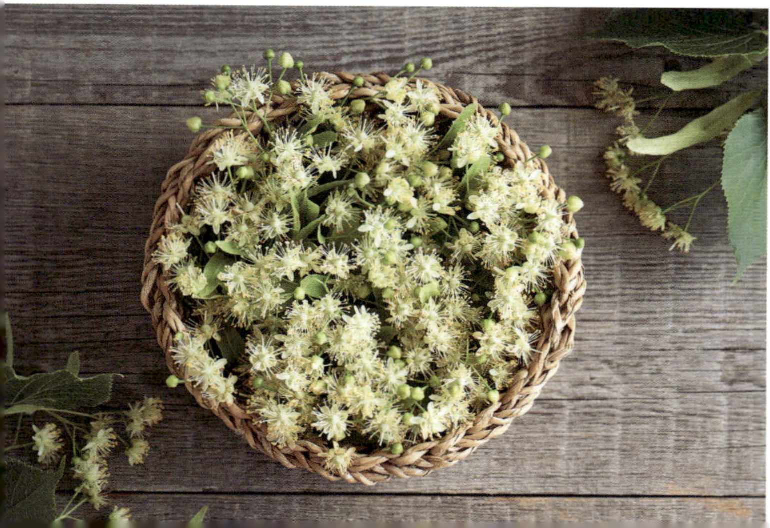

in ein Einmachglas. Übergießen Sie alles mit Wasser, und lassen Sie das Ganze einige Tage an einem kühlen und dunklen Ort ziehen, wobei Sie das Glas immer mal wieder schütteln sollten. Nach drei Tagen seihen Sie die hellgelbe Flüssigkeit ab. Kochen Sie sie in einem Topf zusammen mit dem restlichen Zucker auf, rühren Sie ordentlich um, und füllen Sie die Flüssigkeit heiß in eine Sirupflasche. Möchten Sie den Sirup zeitnah verwenden, kann man weniger Zucker nehmen und ihn im Kühlschrank aufbewahren.

Blüten-Wein

Ich bin kein Freund von Alkohol. Sie können statt lieblichem Weiß- oder Roséwein auch alkoholfreien Wein nehmen, die Wirkung ist dieselbe.
Sie brauchen hierfür 3 Handvoll frische Lindenblüten und 750 Milliliter Weiß- oder Roséwein. Übergießen Sie die Lindenblüten mit dem Wein, und stellen Sie das Ganze 28 Tage dunkel, wobei der Ansatz täglich geschüttelt werden sollte. Danach können Sie den Lindenblüten-Wein abfiltern, in Flaschen füllen und dunkel und kühl lagern. Nehmen Sie nach Bedarf ein Likörgläschen davon ein.

Die Lindenblätter

In Hungerzeiten haben unsere Vorfahren auf Lindenblätter zurückgegriffen, um Getreidemehl zu strecken. Vielleicht kostet es am Anfang etwas Überwindung, mit grünem Mehl zu backen.
Lindenblätter und Blattknospen kann man trocknen und portionsweise in einer elektrischen Kaffeemühle pulverisieren. 30 Prozent des »normalen« Mehls können Sie zum Beispiel für Waffeln durch Lindenblätter-Mehl ersetzen.[148]

INFO

BACKTIPPS MIT LINDENMEHL

Interessante Backanleitungen finden Sie auf der Website www.abenteuer-am-wegesrand.de: Hier gibt es unter anderem Rezepte für ein »Sauerteigbrot mit Lindenmehl« und für »Lindenmehl-Crêpes vegan«. Ronald und Christina geben auch ein Webinar, wie man Laubbäume heilkundlich und kulinarisch nützt.[149]

Blätter-Wildkräutersalat

Man braucht für zwei Personen 2 große Handvoll junge hellgrüne Lindenblätter, einige Blätter Sauerklee oder Sauerampfer, 1 Handvoll Gänseblümchenblüten und -blätter, 1 Handvoll Kapuzinerkresse und 1 Handvoll Vogelmiere.
Alle Blätter und Blüten, bis auf die Gänseblümchenblüten, behutsam vermengen. Für die Vinaigrette 2 Esslöffel Zitronensaft, gemahlenen schwarzen Pfeffer und Steinsalz sowie 4 Esslöffel mildes Olivenöl zusammenrühren. Kurz vor dem Servieren das Dressing über den Salat träufeln und mit den Gänseblümchen garnieren.

Blätter-Smoothie

3 Handvoll weiche hellgrüne Lindenblätter zusammen mit Wasser, 1 Banane (alternativ ½ reife Birne), Zitronenmelisseblättern und 5 Datteln im Mixer homogenisieren. Wer es süßer mag, süßt mit Honig oder Agavendicksaft nach.

Blätter-Tee

1 Handvoll frischer Blätter oder 1 Esslöffel getrocknete Blätter mit ¼ Liter kochendem Wasser übergießen, 5–10 Minuten zugedeckt ziehen lassen und dann abseihen. Nach Bedarf mit Lindenblütenhonig oder Ahornsirup süßen.

INFO

BLÄTTER-NAHRUNGSERGÄNZUNG

Bei Rohkosttemperatur getrocknete Blätter als Wochenportion in einer Kaffeemühle pulverisieren. Einen Teelöffel in den Smoothie geben oder im Schüttelbecher mit Wasser auflösen und trinken. Zum Trocknen eignet sich ein sogenanntes Dörrgerät, oder Sie trocknen die Blätter einfach bei geringer Temperatur (35 bis 50 Grad) im Ofen.

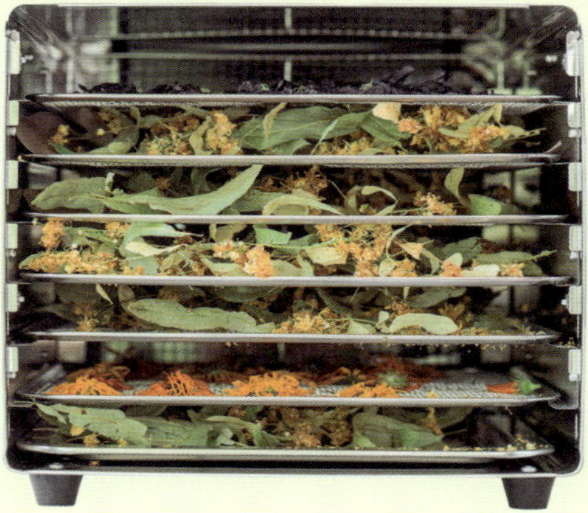

Blätter-Brot

Getoastetes Dinkelbrot mit Pflanzenbutter oder Frischkäse bestreichen und als frisches Topping grüne Lindenblättchen daraufgeben. Lecker!

Blätter mit Wildkräuterfüllung

Man braucht 20 Lindenblätter, 150 Gramm Frischkäse (oder eine vegane Alternative), Salz, Pfeffer, 1 Teelöffel Lindenblütenhonig, die fein geriebene Schale von 1 Bio-Zitrone und gehackte Wildkräuter wie Schafgarbe, Löwenzahn, Gänseblümchen, Brennnessel.
Alle Zutaten bis auf die Blätter zerkleinern und in einer Schüssel verrühren. Die Lindenblätter mit der Oberseite nach unten auflegen. Eine 3 Zentimeter lange Wurst der Kräutermischung aufs Blatt geben und die Seiten einschlagen, dann von unten aufrollen und zuletzt die Spitze einschlagen. Die Blätter haften an der Füllung, sie brauchen daher nicht fixiert werden.

Blätter-Kartoffelpüree

Man braucht 800 Gramm mehlige Kartoffeln oder Süßkartoffeln, 8 junge Lindenblätter, 60 Gramm Kokosöl, 200 Milliliter erhitzte Pflanzenmilch, Muskatnuss und Kräutersalz. Kartoffeln in der Schale weich kochen. Lindenblätter grob hacken und in Kokosöl bei moderater Hitze knusprig anbraten.
Kartoffeln abgießen, etwas ausdampfen lassen und schälen und mit dem Kartoffelstampfer zu Brei stampfen. Mit der heißen Milch und den Lindenblättern zu einem cremigen Püree verrühren. Mit Salz und Muskat abschmecken. Dazu einen grünen oder Wildkräutersalat reichen!

Samen oder Lindenfrüchte

Die grünen Lindenfrüchte werden gern in der Gourmetküche eingesetzt, sie liefern wertvolle Fettsäuren. Lindensamen schmecken mild, nussig und frisch, nehmen aber im Mund ähnlich wie die Knospen eine leicht schleimige Konsistenz an. Kurz nach der Blüte sind die Samen noch weich. Am einfachsten lassen sich die Samenhüllen der Winterlinde knacken.

Als Snack zwischendurch

Die von der Schale befreiten Samen schmecken lecker einfach so als Knabberzeug, aber auch im Salat, Müsli oder auch gekocht als Beilage zu Gemüse. Der Geschmack geht etwas in Richtung Haselnuss.

Räuchertofu mit Lindenknospen

Man braucht hierfür 12 Lindenknospen, 500 g Räuchertofu, 1 EL Maisstärke, 2 EL Wasser, 1 EL Schnittlauch, 3 EL Gemüsebrühe, 2 EL Sojasauce, 3 EL Kokosöl und 2 TL Maisstärke. Weichen Sie die Knospen ein, und schneiden Sie den Tofu in daumendicke Streifen. Mischen Sie Maisstärke und Wasser, und heben Sie die Masse unter den Tofu. Hacken Sie den Schnittlauch fein, und mischen Sie die Knospen, die Brühe, die Sojasauce und 2 TL Maisstärke miteinander. Erhitzen Sie das Kokosöl in einer Pfanne, und geben Sie 1 Prise Salz hinzu. Schnittlauch und Tofu beifügen und rühren, bis er etwas knusprig ist. Die Knospen dazugeben und weitere 2 Minuten rühren. Geben Sie den Tofu und die Knospen auf eine Platte, und bringen Sie die Flüssigkeit mit der Brühe-Maisstärke-Mischung zum Andicken, dabei gut durchrühren. Gießen Sie zum Schluss die Soße über Tofu und Knospen. Sofort servieren!

TIPP

Dazu passt gut Vollkornreis oder Grünkern.

Samenöl

Möglich, wenn auch nicht sehr ergiebig, ist eine Ölgewinnung aus den Samen. Der Geschmack ähnelt dem von Olivenöl. Bei Versuchen des Kriegsausschusses für Öle und Fette im Zweiten Weltkrieg konnten von Lindenfrüchten nur 2,5 Prozent Öl gewonnen werden, weil beim Pressverfahren sehr viel Öl von der schwammigen Fruchtschale aufgesaugt wird und dadurch verloren geht. Durch Extraktion erzielte man 7,2 Prozent Öl. Der Ölgehalt der verschiedenen Lindensamen soll zwischen 12 und 28 Prozent betragen.[150] Eine Schrift über Lindenöl aus dem Jahr 1890 ist im Internet nachzulesen.[151]

Hier wird allerdings behauptet, der Ölgehalt von Lindensamen betrüge 58 Prozent, eine Konzentration, die nur noch von der Haselnuss mit 62 Prozent Öl übertroffen würde. Sammeln Sie die Früchte der Winterlinde, die sich leicht zerdrücken lassen. Zerstoßen Sie die Samenkapseln, befreien Sie die Samen, und trocknen Sie diese bei Rohkosttemperatur. Zerkleinern Sie sie dann mit einem Mörser oder in einer Küchenmaschine, um ihre Oberfläche zu vergrößern. Alternativ lassen sich die Samen mit einem Messer zerschneiden. Geben Sie die zerkleinerten Samen in eine Ölpresse, füllen Sie das Öl in dunkle Glasflaschen (Apotheke), und lagern Sie es an einem kühlen, trockenen Ort. Sie können es zur Hautpflege verwenden oder als Speiseöl für Salate und Müslis.

Kaffeeersatz

Aus den reifen Samen lässt sich ein Kaffeeersatz herstellen. Man röstet die Samen ohne Fett in einer Pfanne, bis das typische Röstaroma entsteht, und verwendet die Samen weiter wie Kaffeebohnen. Man mahlt sie in der Kaffeemühle und verwendet sie wie Kaffeepulver.

Kapern

Lösen Sie die Samen aus der Hülle, waschen Sie sie, und geben Sie sie mit den weichen Stielen in ein Honigglas. Dazu kommen noch etwas Knoblauchsalz, Chilipulver, etwas Kümmel, 1 Wacholderbeere und 1 Gewürznelke. Füllen Sie alles mit Apfelessig auf. Lassen Sie das Ganze mindestens zwei Wochen ziehen. Durch den Essig sind die Lindensamen-Kapern sehr lange haltbar.

Knospen-Salat

Lindenknospen schmecken lecker nussig, entfernt nach Walnüssen, und etwas süßlich. Streuen Sie sie in den Salat, übers Müsli oder über Süßspeisen. Sie passen gut zu Vollkornpasta mit Olivenöl. Sie können die Knospen auch bei Rohkosttemperatur trocknen und sich einen Vorrat dieser kleinen aromatischen Powerpakete anlegen.

INFO

LINDENFRUCHT-SCHOKOLADE

Ich habe im Internet ein Rezept für eine »Lindenschokolade« aus dem 18. Jahrhundert gefunden. Man braucht 40 Gramm getrocknete Lindenblüten, 500 Gramm unreife Lindenfrüchte, Trauben- oder Sesamöl und 1 Esslöffel voll Rohrohrzucker. Es wird empfohlen, die unreifen Lindenfrüchte einzufrieren, damit die Paste am Tag des Verzehrs frisch zubereitet werden kann. Die Lindenblüten pulverisieren, die Früchte ohne Fett in der Pfanne rösten. Dann die Lindenfrüchte mit dem Lindenblüten-Pulver und dem Zucker und gerade so viel Öl im Standmixer vermixen, dass eine Paste entsteht. Die Paste an der Luft trocknen lassen.[152]

Ein paar Worte zum Schluss

»Go wild!«, rufen uns Ernährungsexperten zu. An Wildpflanzen haben wir uns im Laufe unserer Evolution genetisch optimal angepasst. So betrachtet sind die 12 000 Jahre Landwirtschaft nur ein paar Wimpernschläge lang. Wildpflanzen sind ein Füllhorn an Vitalstoffen im Gegensatz zu unserem überzüchteten Kulturgemüse. Wenn wir uns in Zukunft öfter mit Lindenblättern und -knospen ernähren und nicht nur Lindenblütentee trinken, erzielen wir dadurch einen großen gesundheitlichen Benefit. Zum Sammeln von Knospen und Blättern brauchen wir nicht in Lindenbäume steigen, sie wachsen immer wieder nach – aus dem Stamm. Bei den Blüten müssen wir manchmal körperlich etwas mehr Einsatz zeigen ... Ich bin schon auf Trafo-Kästen gestiegen, um an die kostbaren Blüten zu kommen. Aber wir wissen ja, körperliche Bewegung ist gesund!
Wir leben in einer stressigen Zeit. Viele Menschen stehen kurz vor dem Burn-out, haben Zukunftsängste und kommen nicht mehr zur Ruhe. Für sie kommt die Heilpflanze des Jahres 2025 wie gerufen, schenkt die Linde doch Resilienz, heitere Gelassenheit und mehr inneren Frieden. Ich empfehle neben dieser großen und großartigen Seelentrösterin auch die seelisch harmonisierenden Heilpflanzen Afa-Alge, Ashwagandha (Schlafbeere) oder Sesam – besonders den schwarzen!

Wer seelisch auf der sicheren Seite sein möchte, kommt in meinen Augen an Bewegung und Meditation oder dem authentischen Reiki nicht vorbei. Yoga, Ausdauer- und Krafttraining wirken nachweislich stimmungsaufhellend und stabilisierend. Endorphine oder Glückshormone werden vermehrt freigesetzt.
Nur wer sich geborgen und geliebt fühlt und einen Sinn im Leben gefunden hat, ist auf Dauer gesund und kann sich auf ein langes Leben in guter Verfassung freuen. Mein Großvater mütterlicherseits, der hundertfünf wurde, und mein Vater, der 2023 mit hundertvier Jahren starb, sind für mich leuchtende Beispiele hierfür. Wenn Sie nicht so tolle Gene vererbt bekommen haben, hier der Trost: Die Lebensführung entscheidet zu zwei Dritteln darüber, wie alt wir werden und in welcher Verfassung.

Sie können mich erreichen unter:
Barbara Simonsohn
Holbeinstr. 26
22607 Hamburg
Tel. 0 40-89 53 38
info@barbara-simonsohn.de
www.Barbara-Simonsohn.de
(bei schriftlichen Anfragen bitte ich
um einen frankierten Rückumschlag)

Literaturempfehlungen

Bichsel, Therese: **Unter der Linde**, Zytglogge Verlag, Basel 2023

Blum, Kathrin: **Der Baumsammler**, Rowohlt Verlag, Hamburg 2020

Cichy, Phillis: **Baummedizin, Kartenset, biophilia**, Voitsberg, Österreich, 2. Aufl. 2024

De Hody, Christophe: **Unsere Bäume und was sie uns Gutes tun**, Frederking & Thaler, München 2018

Emmrich, Peter: **Das 1 x 1 der Knospenmedizin**, Weg zur Gesundheit Verlag, 4. Aufl. 2024

Emmrich, Peter: **Kurzcharakteristik Knospenmedizin**, Weg zur Gesundheit Verlag, 4. Aufl. 2024

Fischer, Susanne: **Blätter von Bäumen**, AT Verlag, München, 4. Aufl. 2007

Ganz, Chrischta/Hutter, Louis: **Gemmotherapie, Knospen in der Naturheilkunde**, AT Verlag, München, 6. Aufl. 2023

Grafenhorst, Bodo/ Peter, Jürgen: **Unter Bäumen unterwegs**, Arbeitsgemeinschaft Deutsche Alleenstraße, Bonn, 2. Aufl. 2020

Hageneder, Fred: **Der Geist der Bäume**, Neue Erde, Saarbrücken, 6. Aufl. 2016

Hageneder, Fred: **Die Weisheit der Bäume. Mythos, Geschichte, Heilkraft**, Kosmos, Stuttgart 2014

Hase, Andreas: **Bäume – tief verwurzelt**, Kosmos Verlag, Stuttgart 2018

Koll, Kathrin/Keim, Ulrike/ Wagner-Bertram, Angelika: **Gemmotherapie – Heilen mit Knospen**, Gräfe und Unzer, München 2015

Laudert, Doris: **Mythos Baum**, blv Verlag, München, 3. Aufl. 2000

Moser, Maximilian und Thoma, Erwin: **Die sanfte Medizin der Bäume. Gesund leben mit altem und neuem Wissen,** Servus, Wals bei Salzburg, 6. Aufl. 2018

Pigott, Donald: **Lime-trees and Basswoods**, Cambridge University Press, Cambridge 2012

Pilaske, Rita: **Die verborgenen Heilkräfte unserer Bäume**, Midena Verlag, Augsburg 1998

Salocher, Peter/Buchser, Dieter: **Enertree – Heilung durch die Energie der Bäume**, Knaur, München 1996

Schneebeli-Graf, Ruth: **Die Linde – Ihre Geschichte und Geschichten**, hep Verlag, Bern, 2008

Simonsohn, Barbara: **Artemisia annua**, Mankau Verlag, Unterammergau, 11. Aufl. 2024

Simonsohn, Barbara: **Baobab – die heilsame Frucht des Apothekerbaums**, Mankau Verlag, Murnau 2022

Simonsohn, Barbara: **Die 5 »Tibeter« ganz einfach**, Schirner Verlag, Darmstadt, 4. Aufl. 2022

Simonsohn, Barbara: **Einfach Reiki**, Schirner Verlag, Darmstadt 2023

Simonsohn, Barbara: **Holunder – Juwel der Hausapotheke,** Mankau Verlag, Murnau 2024

Simonsohn, Barbara: **Moringa oleifera – der essbare Wunderbaum**, Jim Humble Verlag, Uitgeverij, NL 2017

Simonsohn, Barbara: **Säuren loswerden**, Schirner Verlag, Darmstadt 2024

Storl, Wolf-Dieter: **Unsere fünf heiligen Bäume**, Knaur Verlag, München 2020

Tolnai, Martina: **Linde**, Tosa Verlag, Wien 2019

Weidinger, Hermann-Josef: **Mensch und Baum**, Kosmos Verlag, Stuttgart 2018

Endnoten

1 de.wikisource.org
2 Ebd.
3 D. Laudert, S. 165 f.
4 Vgl. F. Hageneder, »Der Geist der Bäume«, Neue Erde, Saarbrücken 2014, S. 89
5 Vgl. www.uni-goettingen.de »Mythologie der Linde« und Kerstin Wagner, »Zum Einfluss der Linde auf die Entwicklung der Gesellschaft«, Bachelorarbeit, Fachhochschule Salzburg 2011, S. 11 ff.
6 H. Marzell, »Geschichte und Volkskunde der deutschen Heilpflanzen«, Reichl, St. Goar 2002, S. 128
7 Vgl. D. Laudert, a. a. O., S. 170
8 Vgl. D. Pigott, S. 360
9 Vgl. D. Laudert, a. a. O.
10 Vgl. H. Marzell, »Geschichte und Volkskunde der deutschen Heilpflanzen«, Reichl, St. Goar 2002, S. 129
11 Vgl. G. R. Richter, »Zur Kulturgeschichte der Linde – LWF-Wissen 78«, Hrsg. Bayerische Landesanstalt für Wald und Forstwirtschaft
12 Vgl. ebd.
13 F. Hageneder, »Die Weisheit der Bäume. Mythos, Geschichte, Heilkraft«, Kosmos, Stuttgart 2014, S. 218
14 Vgl. www.uni-goettingen.de »Mythologie der Linde«
15 Vgl. H. Marzell, »Geschichte und Volkskunde der deutschen Heilpflanzen«, Reichl Verlag, St. Goar 2002, S. 128
16 Vgl. ebd.
17 Zitiert nach D. Laudert, a. a. O., S. 172
18 Vgl. A. Hase, »Bäume – tief verwurzelt«, a. a. O., S. 171
19 Vgl. D. Laudert, a. a. O., S. 168
20 Vgl. R. Schneebeli-Graf, S. 31
21 Vgl. D. Pigott, a. a. O., S. 361
22 www.uni-goettingen.de »Symbolik der Linde«
23 Vgl. ebd.
24 Vgl. ebd.
25 Vgl. G. R. Richter, »Zur Kulturgeschichte der Linde« – LWF-Wissen 78 o. J.
26 Vgl. ebd.
27 www.rilke.de
28 M. Tolnai, a. a. O., S. 57
29 Ebd., S. 59
30 Vgl. und zitiert nach W.-D. Storl, »Unsere fünf heiligen Bäume«
31 Vgl. und zitiert nach H.-J. Weidinger, »Mensch und Baum. Mythologie, Pflanzenheilkunde, Brauchtum«, Kosmos, Stuttgart 2018, S. 172
32 P. Salocher und D. Buchser, »Enertree. Heilung durch die Energie der Bäume«, Knaur, München S. 99
33 C. Voake, »Linde, Weide, Apfelbaum. Bäume bestimmen mit Kindern«, Gerstenberg, Hildesheim 2009
34 Vgl. www. waldwissen.net
35 Vgl. www.baumretter.de, »Linde. Ein Baumporträt«
36 Vgl. R. Schneebeli-Graf, a. a. O., S. 43
37 Ebd. S. 45
38 Vgl. Donald Pigott, S. 20
39 Vgl. G. Nesom, »Plant Guide Basswood«, USDA and NRCS, Juni 2002, http://plants.usda.gov und Dana o'Driscoll, »Sacred Trees of the Americas: Linden/Basswood«, https://thedruidsgarden.com
40 Vgl. www.waldhilfe.de, »Baumrekorde«
41 www.nationalerbe-baeume.de
42 Vgl. R. Schneebeli-Graf, a. a. O., S. 100
43 Vgl. K. Blum, »Der Baumsammler«, Rowohlt Verlag, Hamburg 2020, S. 57
44 Vgl. LWF (Hrsg.), »Die Winterlinde (Tilia cordata Mill.) – Baum des Jahres 2016«, o. J.
45 Vgl. R. Schneebeli-Graf, a. a. O., S. 81
46 Vgl. ebd.
47 Vgl. Bayerische Forstverwaltung, »LWF Wissen Beiträge zur Winterlinde«, Ebersberg 2016, S. 60
48 https://www.facebook.com/baumgeschichten/photos/frühlingsgnomich-bin-selten-eineruralten-linde-begegnet-die-unterder-last-ihre/826359756176992/
49 Vgl. R. Schneebeli-Graf, a. a. O., S. 96
50 Vgl. ebd.
51 Ebd., S. 31
52 Vgl. ebd. S. 96
53 www.plantura.garden

54 Vgl. N. Lagoni, »Die Linde – ein bewährter Heilmittellieferant«, LWF Wissen 78 o. J.
55 Vgl. https://www.lwf.bayern.de/wissenstransfer/forstliche-informationsarbeit/140663/index.php und R. Schneebeli-Graf, a. a. O., S. 77; N. Lagoni, »Die Linde – ein bewährter Heilmittellieferant«, LWF Wissen 78, S. 71
56 Vgl. u.a. Hagers Handbuch der pharmazeutischen Praxis, Hrsg. G. Schneider, Folgeband 3, Drogen L-Z, Springer Verlag, Berlin 1998; Norbert Lagoni, »Die Linde – ein bewährter Heilmittellieferant«, LWF Wissen, S. 71
57 Vgl. C. Ganz und L. Hutter, a. a. O., S. 89
58 Vgl. »An Knospen kann man auch knabbern«, 11.4.2020, www.rnd.de (Redaktionsnetzwerk Deutschland)
59 Vgl. ebd.
60 Vgl. S. Lange-Magin, »Gemmotherapie in der Naturheilpraxis«, in: Paracelsus-Magazin 3/2021. Kontakt mit der Autorin: kontakt@lange-magin.de
61 Vgl. F. Leri u.a., »Phenolic composition of ›bud extracts‹ of Ribes nigrum L., Rosa canina L. and Tilia tomentosa M.«, (2015), Journal of Pharmaceutical and Biomedical Analysis 115 1–9
62 Vgl. S. Lange-Magin, »Gemmotherapie in der Naturheilpraxis«, in: Paracelsus-Magazin 3/2021. Kontakt mit der Autorin: kontakt@lange-magin.de
63 Vgl. ebd
64 C. Ganz und L. Hutter, S. 89
65 Vgl. ebd.
66 Vgl. ebd.
67 Vgl. ebd.
68 Vgl. ebd.
69 Vgl. ebd., S. 90
70 Vgl. ebd., S. 91
71 Vgl. ebd.
72 Vgl. S. Lange-Magin, »Gemmotherapie in der Naturheilpraxis«, in: Paracelsus-Magazin 3/2021. Kontakt mit der Autorin: kontakt@lange-magin.de
73 C. Ganz und L. Hutter, S. 92
74 P. Emmrich, »Das 1 x 1 der Knospenmedizin«, 3. erweiterte Auflage, Weg zur Gesundheit Verlag 2022, S. 39
75 Vgl. ebd., S. 39
76 Vgl. N. Lagoni, »Die Linde – ein bewährter Heilmittellieferant«, LWF Wissen 78, o. J.
77 Vgl. S. G. Fleischhauer u.a., »Essbare Wildpflanzen«, AT-Verlag, München 2007, S. 106
78 Vgl. D. Pigott, a. a. O., S. 351
79 Vgl. ebd., S. 348
80 Vgl. D. Laudert, a. a. O., S. 169
81 Vgl. R. Schneebeli-Graf, S. 79
82 Vgl. ebd., S. 80
83 Vgl. M. Tolnai, S. 20
84 Vgl. R. Schneebeli-Graf, a. a. O., S. 82
85 Vgl. N. Lagoni, »Die Linde – ein bewährter Heilmittellieferant«, LWF Wissen 78, S. 78
86 Vgl. R. Schneebeli-Graf, a. a. O., S. 83
87 Vgl. D. Pigott, a. a. O., S. 76
88 Vgl. D. Laudert, a. a. O., S. 169
89 Vgl. D. Pigott, a. a. O., S. 349
90 Vgl. ebd., S. 350
91 Vgl. H. Marzell, »Geschichte und Volkskunde der deutschen Heilpflanzen«, Hippokrates Verlag 1938, Nachdruck 2002 durch Reichl, St. Goar, S. 128
92 Vgl. D. Laudert, a. a. O.
93 Vgl. ebd.
94 Vgl. H. Marzell, »Geschichte und Volkskunde der deutschen Heilpflanzen«, Hippokrates Verlag 1938, Nachdruck 2002 durch Reichl, St. Goar, S. 128
95 Vgl. R. Schneebeli-Graf, a. a. O., S. 76
96 Bundesanzeiger 1998 www.bgbl.de
97 Vgl. htpps://www.gbe-bund.de
98 www.ikkev.de »Immer mehr Menschen mit Angststörungen« vom 4.12.2023
99 H. Viola u.a., »Isolation of pharmacological active benzodiazepine receptor ligands from Tilia tomentosa (Tiliaceae)«, Journal of Ehnopharmacology 44 (1994) 47–53
100 Vgl. M. Coleta u.a., »Comparative Evaluation of Melissa officinalis L., Tilia europaea L., Passiflora edulis Sims. And Hypericum perforatum L. in the Elevated Plus Maze Anxiety Test«, Pharmacopsychiatry 2001; 34 Suppl 1: S20–S21
101 Vgl. E. Aguirre-Hernández u.a., »Bioactivity-guided isolation of Beta-Sitosterol and Some Fatty Acids as Active Compounds in the Anxiolytic and Sedative Effects of Tilia americana

var. mexicana«, Planta Med 2007; 73: 1148–1155
102 Vgl. E. Aguirre-Hernandéz u.a., »Bioactivity-guided isolation of Beta-sitosterol and some fatty acids as active compounds in the anxiolytic and sedative effects of Tilia americana var. mexicana. Planta Med 73: 1148–1155
103 Vgl. M.C. Noguerón-Merino u.a., »Interactions of a standardized flavonoid fraction from Tilia americana with Serotoninergic drugs in elevated plus maze«, Journal of Ethnopharmacology (2015)
104 Vgl. A. Allio u.a., »Bud extracts from Tilia tomentosa Moench inhibit hippocampal neuronal firing through GABA and benzodiazepine receptors activation«, Journal of Ethnopharmacology, Juni 2015
105 Vgl. Federica Turrini u.a., »Use of an Animal Model to Evaluate Anxiolytic Effects of Dietary Supplementation with Tilia tomentosa Moench Bud Extracts«, Nutrients 2020, 12, 3328
106 Vgl. G. B. Marinez-Hernández u.a., »A mixture of quercetin 4´-O-rhamnoside and isoquercitrin from Tilia americana va. Mexicana and its biotranformation products with antidepressant activity in mice«, Journal of Ethnopharmacology, November 2020
107 Vgl. https://schlaganfall-hilfe.de, Service: Online-Test »Schlaganfall: Sind Sie gefährdet?«
108 Vgl. G. E. Angeles-López u.a., »Neuroprotective Evaluation of Tilia americana and Annona diversifolia in the Neuronal Damage Induced by Intestinal Ischemia«, Neurochem Res (2013) 38:1632–1640
109 G. E. Angeles-López u.a., »Neuroprotective effects of Tilia americana var. mexicana on damage induced by cerebral ischaemia in mice«, Natural Product Research (2015), 1478–6419 (Print)
110 Vgl. N. C. Cárdenas-Rodriguez u.a., »Anticonvulsant and Antioxidant Effects of Tilia americana var. Mexicana and Flavonoids Constituents in the Pentylenetetrazole-Induced Seizures«, (2014), Oxidative Medicine and Cellular Longevity, Vol. 2014, Article ID 329172, 10 pages
111 Vgl. M. Cittan u.a., »Evaluation of antioxidant capacities and phenolic profiles in Tilia cordata fruit extracts: A comparative study to determine the efficiency of traditional hot water infusion method«, (2016), Industrial Crops & Products 122 (2018) 553–558
112 Vgl. A. Siger u.a., »Nutlets of Tilia cordata Mill. and Tilia platyphyllos Scop. – Source of bioactive compounds«, (2021), Food Chemistry 346 (2021) 128888
113 Vgl. R. Davicino u.a., »In vivo murine macrophages activation by a dichloromethane extract of Tilia x viridis«, (2010), Immunopharmacology and Immunotoxicology, 2010; 32(3): 473–480
114 Vgl. R. Davicino u.a., »In Vivo Immunomodulatory Effect of Tilia x viridis Extracts on Normal Lymphocyte Profileration: A Direct and an Indirect Action«, (2011), Phytotherapy Research 25; 1342–1347
115 Vgl. A. Yildirim u.a., »Comparison of Antioxidant and Antimicrobial Activities of Tilia, Sage and Black Tea Extracts«, (2000), J. Agric. Food Chem. 2000, 48, 5030–5034
116 Vgl. R. Hassanien u.a., »Biosynthesis of copper nanoparticles using aqueous Tilia extract: antimicrobial and anticancer activities«, (2018), Heliyon 4 (2018)
117 Vgl. K. H. Kim u.a., »Antineuroinflammatory and Antiproliferative Activities of Constituents from Tilia amurensis«, (2015), Chem. Pharm. Bull. 63, 837–842
118 Vgl. G. Toker u.a., »Flavonoids with antinociceptive and anti-inflammatory activities from the leaves of Tilia argentea (silver linden)«, (2004) Journal of Ethnopharmacology 95, 393–397
119 Vgl. M. E. Czerwinska u.a., »The influence of procyanidins isolated from small-leaved lime flowers (Tilia cordata Mill.) on human neutrophils« (2018), https://doi.org/10.1016/j.fitote.2018.02.018
120 Vgl. M. P. Rodréguez-Magana u.a., »Hypoglycemic Activity of Tilia americana, Borago officinalis, Chenopodium nuttalliae, and Piper sanctum on Wistar Rats«, (2019), Journal of Diabetes Research Vol. 2019, Article ID 7836820, 6 pages).
121 Vgl. M. L. B. Arcos u.a., »Tilia cordata Mill. Extracts and Scopoletin: Differen-

tial Cell Growth Effects on Lymphocytes«, (2006), Phytotherapy Research 20, 34–40

122 M. G. Manuele u.a., »Effect of Tilia viridis Flower Extract on Proliferation of a Lymphoma Cell Line and on Normal Murine Lymphocytes: Contribution of Monoterpenes, Especially Limonene«, (2008), Phytotherapy Research 22, 1520–1526

123 Vgl. R. Davicino u.a., »In vivo murine macrophages activation by a dichloromethane extract of Tilia x viridis«, (2010), Immunopharmacology and Immunotoxicology

124 Vgl. I. Jabeur u.a., »Contribution of phenolic composition to the antioxidant, anti-inflammatory and antitumor potential of Equisetum giganteum and Tilia platyphyllos Scop.«, (2017), Food Funct. DOI: 10.1039/C6FO01778A

125 Vgl. R. Hassanien u.a., »Biosynthesis of copper nanoparticles using aqueous Tilia extract: antimicrobial and anticancer activities«, (2018), Heliyon 4 (2018)

126 T. Ferreira u.a., »Toxicological and antitumor effects of a linden extract (Tilia platyphyllos Scop.) in a HPV16-transgenic mouse model«, (2021), Food Funct. 2021, 12, 4005

127 Vgl. R. Schneebeli-Graf, a. a. O., S. 76

128 Vgl. https://www.phytoscout.de; »Linde«

129 Ebd.

130 Vgl. O. Gessner, »Gift- und Arzneipflanzen von Mitteleuropa«, Universitätsverlag Heidelberg 1974, S. 320

131 Vgl. E. Aschenbrenner, »Die Kräuterapotheke Gottes«, Kosmos, Stuttgart 2004, S. 39

132 Vgl. N. Lagoni, »Die Linde – ein bewährter Heilmittellieferant«, LWF Wissen 78, o. J., S. 69–72

133 Vgl. N. Lagoni, »Die Linde – ein bewährter Heilmittellieferant«, LWF Wissen 78, o. J.

134 Vgl. B. Simonsohn, »Holunder«, Mankau Verlag, Unterammergau, 2024

135 https://www.phytodoc.de/heilpflanzen/gemmotherapie-heilen-mit-knospen-und-wurzelspitzen, abgerufen am 26.11.2024

136 Vgl. R. Pilaske, »Die verborgenen Heilkräfte unserer Bäume«, Midena, Augsburg 1998, S. 90

137 Vgl. N. Lagoni, »Die Linde – ein bewährter Heilmittellieferant«, LWF Wissen 78, S. 72

138 Vgl. ebd.

139 Vgl. R. Schneebeli-Graf, a. a. O., S. 77

140 O. Gessner, »Gift- und Arzneipflanzen von Mitteleuropa«, Carl Winter, Heidelberg 1974

141 Unter www.homsym.de – Verlag Homöopathie und Symbol – können Sie einen Vortrag von Maria von Heyden herunterladen über »Linde. Tilia cordata. Der homöopathische Weg der Bäume.«

142 www.kloesterl-apotheke.de

143 Zum Beispiel von der Barlach-Apotheke in Deutschland, https://www.barlachapotheke.de, oder der Team Santé Salvator Apotheke in Österreich, www.salvator.at

144 M. Tolnai, a. a. O., S. 31

145 Vgl. D. Laudert, a. a. O., S. 171

146 www.mg-naturkosmetik.de

147 Beziehbar bei www.kraeutertreff.de

148 www.maedelvomland.at, 11. Juli 2012

149 https://www.digistore24.com/product/388437

150 Vgl. www.zeno.org »Pflanzenöle«

151 www.zobodat.at; Carl Müller (1890), »Ueber ein fettes Oel aus Lindensamen«, Berichte der Deutschen Botanischen Gesellschaft – 8: 372–377

152 www.maedelvomland.at

Register

Linden-Rezepte für die Küche